儿科常见疾病
健康教育手册

主编　陈　佳　李小玉
　　　侯　怡　余　静

U0251758

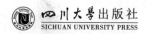

四川大学出版社
SICHUAN UNIVERSITY PRESS

图书在版编目（CIP）数据

儿科常见疾病健康教育手册 / 陈佳等主编 . — 成都：
四川大学出版社，2022.10
ISBN 978-7-5690-5687-7

Ⅰ . ①儿… Ⅱ . ①陈… Ⅲ . ①小儿疾病－常见病－健
康教育－手册 Ⅳ . ① R72-62

中国版本图书馆 CIP 数据核字 (2022) 第 180128 号

书　　名：儿科常见疾病健康教育手册
　　　　　Erke Changjian Jibing Jiankang Jiaoyu Shouce
主　　编：陈　佳　李小玉　侯　怡　余　静
- -
选题策划：周　艳
责任编辑：周　艳
责任校对：张宇琛
装帧设计：墨创文化
责任印制：王　炜
- -
出版发行：四川大学出版社有限责任公司
　　　　　地址：成都市一环路南一段 24 号（610065）
　　　　　电话：（028）85408311（发行部）、85400276（总编室）
　　　　　电子邮箱：scupress@vip.163.com
　　　　　网址：https://press.scu.edu.cn
印前制作：成都完美科技有限责任公司
印刷装订：四川省平轩印务有限公司
- -
成品尺寸：148 mm×210 mm
印　　张：6.375
字　　数：164 千字
- -
版　　次：2022 年 11 月 第 1 版
印　　次：2022 年 11 月 第 1 次印刷
定　　价：38.00 元
- -
本社图书如有印装质量问题，请联系发行部调换

四川大学出版社
微信公众号

编委会

主　编：陈　佳　　李小玉　　侯　怡　　余　静
副主编：邱　云　　尹　凤　　王米艳　　魏丽蓉
编　者（排名不分先后顺序）：
　　　　赵小燕　　谢　帅　　张春华　　唐晓丽
　　　　叶桥华　　江凤琼　　陈　竹　　代梦琴
　　　　罗尧竞　　郑思漫　　王　迪　　杨晓凤
　　　　毕艳丽　　陈春琼　　王　凡　　余丽华
　　　　张春梅　　邱　勤　　王月波　　赵　艳
　　　　刘　婕　　夏　佳　　赵　丽　　曹文莎
　　　　赵　娅　　杨周健　　易庆军　　宋彬容
　　　　闫晓玲
插　图：邓　利
　　　　电子科技大学医学院附属绵阳医院·
　　　　绵阳市中心医院儿童医学中心

前　言

　　健康教育主要是指通过有计划、有组织、系统的社会教育活动，使人们自觉地采纳有益于健康的行为和生活方式，减轻或消除影响健康的危险因素，预防疾病，促进健康，提高生活质量。由于儿科的特殊性：儿童年龄小，发育快，健康需求大，但是缺少卫生方面的知识，自我保护意识不强，且家长对医护人员的期望与对儿童的疼爱成正比例增长，儿科的健康教育显得尤为重要。

　　儿科健康教育的核心是疾病相关知识的宣教。儿科健康教育能帮助儿童和家长了解哪些行为是影响健康的，哪些行为是可以缓解病痛、促进身体康复的，并能促进其自觉地选择有益于健康的行为和生活方式。

　　本书通过对儿科常见内科及外科疾病相关知识的梳理，介绍了儿科相关健康教育知识，既有助于促进医护人员变被动式服务为主动式管理，积极为儿童和家长提供有效的健康管理策略，加强落实人性化服务理念，将先进的医疗护理技术与高科技检测手段相结合，强化人文关怀、康复指导以及心理安慰等在健康管理中的重要性，也有助于引导儿童和家长树立健康理念，改变不健康的行为及生活方式，以降低或消除影响健康的危险因素。

目 录

第一章　门诊儿科的健康教育

第一节　儿童保健

一、儿童保健的重要性

儿童是国家的未来，是民族的希望，我们应该为儿童创造良好的家庭、社会环境，让他们更健康、更快乐、更幸福地成长。

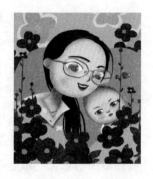

儿童期是人生长发育的关键时期，完成基本的儿童保健，是保证儿童生长发育的基本要求，社会、家庭、保健医务人员都有责任和义务定期做好疾病筛查等儿童保健工作。

二、儿童保健的时间安排

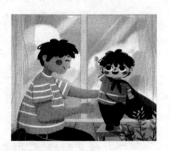

从宝宝满月开始为其建立健康档案，定期做儿童保健：在宝宝1～6个月时，每个月一次；6～12个月时，每2个月一次；1～3岁时，每3个月一次；3～14岁时，每年一次。对于高危宝宝，还应根据情况适当增加保健的频次。

三、儿童保健项目

定期监测宝宝的体格、听力、视力、神经运动功能、智能发育等，对宝宝的发育状况进行全面评估。尽早筛查出营养性疾病、感染性疾病、发育性疾病等，以便及时进行干预治疗。

四、定期进行儿童保健的益处

定期进行儿童保健，有助于准确评价每个孩子的发育状况，及早发现某些隐匿性疾病，如营养不良、贫血、近视、智力低下、运动落后、自闭症、先天性心脏病等，对患病儿童进行早期干预，对健康儿童进行潜能开发。

儿保医生可助力儿童健康成长，使他们拥有健康的体魄、独特的个性和聪明的头脑。

第二节　婴幼儿辅食添加

辅食添加是婴幼儿期喂养的重要部分。很多新手父母都想知道辅食添加的意义、最佳时机、具体内容及正确的顺序，下面给大家一一解答。

一、为什么添加辅食？

1. 产后 6 个月母乳营养价值下降，如铁含量减低等，难以满足婴儿的正常生长需要。

2. 婴儿消化道逐渐发育成熟（如牙齿萌出等）。

3. 帮助婴儿逐渐接受成人固体食物。

4. 激发儿童对各类食物的喜爱之情，培养其进食能力。

二、什么时候添加辅食？

年龄：4～6 个月，太早没有淀粉酶，太晚则会错过婴儿的嚼咬、吞咽和味觉发育阶段。添加辅食的时间不能仅根据年龄来判断，4～6个月开始添加辅食要满足三个条件：

1. 婴儿体重增加到 6.5～7.0kg。

2. 婴儿竖头稳直。

3. 婴儿有进辅食的欲望，看别人吃东西时自己会咂嘴唇。

三、添加什么辅食？

1. 首选强化铁配方米粉。

2. 其次，块茎类蔬菜、水果。

3. 最后，7～8个月，动物性食物：肉类、鱼类、蛋类（鸡蛋可以开始加蛋黄，也可以加 1/4 个全蛋）。

注意：（1）乳类仍为婴儿营养的主要来源。

（2）是否有皮疹、腹泻？是否适应辅食？是否对辅食过敏？

四、如何添加辅食？

1. 一种到多种：一种（每种 3～7 天）→多种（刺激味觉发育）。

2. 由少到多：1 勺→多勺→一餐。

3. 由细到粗：泥→末→碎→成人食品（咀嚼吞咽）。

4. 由稀到稠：逐渐适应。

5. 从软到较硬。

切忌：米糊一喂到底（能量不够），喂饭一喂到底。

五、培养独立进食的能力

1. 用勺、杯。

2. 7～8 个月后用手抓食物。

六、促进智能发育

1. 让宝宝自己决定吃多少，顺应喂养。

2. 促进宝宝手眼协调，宝宝根据意愿主动吃饭的时候是智力开发的时候。

3. 要让宝宝清醒地吃，不要眯着眼睛吃。

七、添加辅食顺序

月龄	辅食性状	种类	餐数		进食技能
			主食	辅食	
6个月	泥状	含铁配方米粉、配方奶、菜泥、果泥	6次奶（断夜奶）	逐渐加至1次	用勺喂
7～9个月	末状	稀饭、肉末、蛋类、豆腐、配方奶、菜末、水果	4次奶	1次饭、1次水果	学用杯子、抓食
10～12个月	碎状	软饭、碎肉类、蛋类、豆腐、配方奶、碎菜、水果	3次奶	2次饭、2次水果	学抓食、自用勺及断奶瓶

八、最初添加辅食时应避免的食物

1. 中国营养学会推荐，婴儿辅食不加调味品，应尽量减少糖和盐的摄入。保持原味，保持淡口味，更有利于宝宝接受不同的天然食物味道，降低偏食、挑食的风险。同时，减少盐和糖的摄入，也能够降低将来发生肥胖、糖尿病、高血压、心血管疾病的风险。

2. 回避明确过敏原的所有食物。对于母乳喂养者，宝宝和母亲需一起回避过敏食物。

3. 对过敏原尚不清楚者，可短期采用经验性食物限制的方法，2～4周内回避常见食物过敏原，如期间过敏症状消失，可有计划地逐步添加单一食物，根据宝宝反应再决定回避或添加某一特定食物。高过敏食物如花生、虾蟹、坚果等到宝宝1岁后再添加。

九、喂养环境

1. 父母需要根据宝宝的年龄准备合适的食物，尽量让宝宝与家人共同进食，培养共同进食的氛围，帮助宝宝学会观察咀嚼等进食行为。

2. 父母应从添加辅食起就为宝宝安排固定的座椅和餐具，营造安静、轻松愉悦的进餐环境，进餐时应避免看电视或玩玩具等分散注意力的游戏。

3. 父母应及时回应宝宝发出的饥饿或饱足的信号，及时提供食物或者停止喂养。

4. 父母应在喂养过程中应用口语或者肢体语言等鼓励宝宝进食，帮助宝宝感受饱足感、发展自我控制饥饿和饱足的能力，以及培养自我进食的能力，提高进食时的注意力和对进食的兴趣，并逐步学会独立进食。

第三节　婴幼儿智护训练

越来越多的准爸妈开始关注优生优育问题，从科学备孕、准妈妈大学、孕期胎教到后期的婴幼儿智护训练，都是爸爸妈妈为培育聪明健康的宝宝做出的努力。

一、什么是智护训练？

婴幼儿智护训练是根据婴幼儿生长发育规律进行的有组织、有目的的活动，有助于促进婴幼儿智能、体格、情感和社会交往能力的全面发展。0～3岁是大脑生长发育最快的时期，也是可塑性最强的时期。

二、智护训练的优点和作用有哪些？

1. 对婴幼儿的智能开发有积极影响。
2. 对婴幼儿的社会适应能力发展有积极作用。

3. 对婴幼儿的神经心理发展有巨大帮助。

4. 有助于小儿的生长发育。

学会婴幼儿智护训练，在家就可以帮助宝宝进行全面的智能和体格锻炼，不仅有利于增强宝宝的免疫力，帮助其消化、吸收食物，减少哭闹，增加睡眠，更有研究证明其可促进宝宝感官和神经功能发展、智力提高，并增进亲子感情。

第四节　婴幼儿智能测评

从宝宝降生的那一刻起，他的每一点成长和进步都令人倍感欣喜。宝宝的一切大动作和小动作都在说明身体的生长发育情况，其中，大运动是神经对肌肉群的控制活动，如俯趴、翻身、跑跳等。

一、智能测评的项目

儿童保健医生不仅要监测儿童的生长情况、营养状况，更要关注儿童的运动、语言、社交及心理发育状况。

二、智能测评的意义

智能测评有助于明确儿童的智力发育程度，掌握宝宝的发育特点，因材施教促进宝宝各方面的发展。倘若发现宝宝的智能发育存在问题，比如动作迟钝、语言发育较晚或适应能力较差等，可根据其存在的问题，及早进行个体化指导，加强训练和教育，以促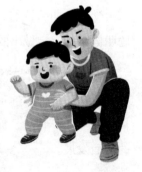进其尽快接近或达到正常的发育水平。如果发现宝宝智力超常，可及时加强培养，促进其进一步发挥优势，从而更好地发展！

第五节　儿童有了心理困扰怎么办？

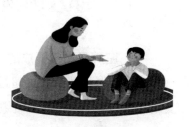

近年来，儿童心理行为问题的发生率逐年上升，主要包括焦虑、抑郁、强迫、恐惧等情绪问题，以及注意缺陷多动障碍、抽动障碍、对立违抗性障碍等行为障碍，这些问题严重影响了儿童的身心健康。

目前，部分家长对儿童心理问题认识不足，很多都是等儿童有了明显症状才带其就诊。其实，不少儿童在幼儿期或学龄前期就出现了心理困扰，有的可能表现较轻微，未能引起家长注意，直到上学后，学习成绩受到了影响，家长才意识到问题的严重性。

比如：

序号	问题	序号	问题
1	学校及亲子关系冲突	9	厌学、不上学
2	注意力不集中	10	学习困难
3	多动	11	叛逆
4	考试紧张	12	网瘾
5	易冲动发脾气	13	不自信
6	说话晚	14	早恋
7	控制不住地想事情	15	说谎
8	不愿社交	16	自伤、自杀行为

让孩子远离问题、健康成长是每一对父母的心愿，但孩子的这些行为问题可能让父母不知所措，此时寻求专业帮助尤为重要。

第六节 如何避免宝宝肥胖?

一、肥胖是如何形成的?

肥胖是长期能量摄入超过消耗,导致体内过多能量以脂肪形式贮存引起的,增加的脂肪组织可达到损害人体健康的程度。

二、导致儿童肥胖的因素

肥胖是遗传、环境和社会文化等多种因素共同作用的结果。

三、肥胖的并发症

近年来,肥胖的发病率越来越高,其并发症非常多,越来越受到大家的重视。

1. 肥胖易引发糖尿病、高血脂等疾病,使机体内分泌系统紊乱。

2. 肥胖易引发皮肤疾病,使皮肤变得粗糙、松弛。

3. 肥胖可以引发肝胆系统疾病,肥胖患者脂肪肝、胆囊炎、胆囊结石的发病率要比正常人高很多。

4. 肥胖可以引发肾脏损伤,导致肥胖相关性肾病,如尿毒症等。

5. 肥胖可以引发骨关节疾病,肥胖患者骨关节负重增加,尤其是过度运动之后,更容易出现骨关节损伤。

6. 肥胖患者更容易出现大脑早衰的情况。

7. 肥胖患者还容易出现睡眠呼吸暂停。

8. 肥胖患者高血压、心脏病的发病风险增加,心脏负担过重。

9. 肥胖患者癌症的发病风险更高,如子宫内膜癌、肾癌、乳腺癌、肝癌、胃癌等。

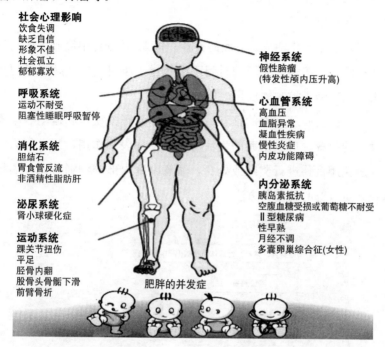

社会心理影响
饮食失调
缺乏自信
形象不佳
社会孤立
郁郁寡欢

呼吸系统
运动不耐受
阻塞性睡眠呼吸暂停

消化系统
胆结石
胃食管反流
非酒精性脂肪肝

泌尿系统
肾小球硬化症

运动系统
踝关节扭伤
平足
胫骨内翻
股骨头骨骺下滑
前臂骨折

神经系统
假性脑瘤
(特发性颅内压升高)

心血管系统
高血压
血脂异常
凝血性疾病
慢性炎症
内皮功能障碍

内分泌系统
胰岛素抵抗
空腹血糖受损或葡萄糖不耐受
Ⅱ型糖尿病
性早熟
月经不调
多囊卵巢综合征(女性)

肥胖的并发症

四、儿童肥胖的治疗

强化生活方式（包括饮食、体育活动和行为）是治疗超重、肥胖儿童的首选方法。

美国儿科学会肥胖防治指南提示：如果家庭对肥胖没有正确的认知和执行家庭计划的想法，就不可能进行下一步。

（1）饮食方面的推荐。健康的饮食模式和习惯：避免摄入高热量低营养的食物，如含糖饮料、运动饮料和果汁，以及大多数"快餐食品"、高热量零食。根据美国儿科学会相关指

食物多样，谷类为主
吃动平衡，健康体重
多吃蔬果、奶类、大豆
少盐少油，控糖限酒
适量吃鱼、禽、蛋、瘦肉
杜绝浪费，兴新食尚

南：控制热量摄入，2岁以上儿童减少饱和脂肪摄入量；增加水果和

蔬菜的摄入量，按时定量进餐，尤其是早餐，避免日间不断进食，尤其在放学后。

（2）运动及生活方式方面的推荐。每天 60 分钟中度到大运动量的体育活动，接触荧光屏的时间不应超过 1 小时，保证睡眠时间和质量，循序渐进控制体重。

（3）社会心理方面的推荐。家长应接受有关饮食和运动健康养育模式的教育，形成健康的生活习惯，发挥表率作用，制定行为规范，避免用食物进行奖励或处罚，注意家庭内部的沟通方式，倡导增强儿童自尊心的培养方法。

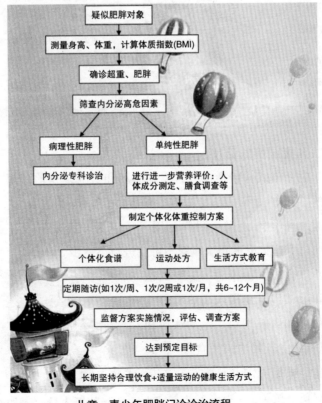

儿童、青少年肥胖门诊诊治流程

第七节　矮小症

人体的骨骼有两种形式：一种是短骨骼，另一种是长骨骼。在长骨骼里，骨骺与身高关系非常密切。一节长骨头中间像杆杆儿的部分叫骨干，而前后两段胖一点的部分就是骨骺。骨骺在生长过程中受多种激素刺激，可使长骨干延长，身高也随之增长。骨骺一旦损伤，就可能引起生长障碍，导致肢体短缩或关节畸形。

那骨骺线又是什么呢？

骨骺线是一层软骨，位于骨骺与骨干之间，又被称作"骺板"或"生长板"，如果它闭合了，身体就不会自然长高了。

身材矮小的标准：

一般来讲，孩子的身高低于同年龄、同性别儿童的第 3 百分位数或 2 个标准差即为身材矮小。当然，还要结合孩子身高增长速率来综合判断。

我还能长高吗？

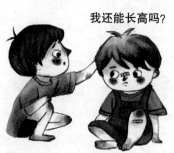

一、矮小症的病因分类

1. 中枢神经系统疾病：下丘脑垂体肿瘤、颅面中线发育缺陷、脑积水、精神心理障碍。

2. 呼吸系统疾病：支气管哮喘、慢性肺功能不全。

3. 心血管系统疾病与风湿病：先天性心脏病（青紫型）、儿童类风湿性关节炎。

4. 消化系统疾病：肠吸收不良综合征、慢性肝功能不全、慢性腹泻。

5. 泌尿系统疾病：慢性肾功能衰竭。

6. 血液系统疾病：严重贫血。

7. 内分泌系统疾病：生长激素缺乏症、甲状腺功能减退症、甲状旁腺功能减退症、皮质醇增多症（库欣综合征）、肾上腺皮质增生症、性早熟、Ⅰ型糖尿病。

8. 遗传代谢性疾病：21 三体综合征、先天性卵巢发育不全（Turner 综合征）、Prader Willi 综合征、糖原累积病、黏多糖病、肾小管酸中毒、先天性软骨发育不全、先天性成骨发育不全、抗维生素 D 性佝偻病。

9. 其他：家族性矮小、体质性青春发育延迟、宫内生长迟缓（小于胎龄儿）。

二、影响生长发育的因素

遗传、营养、运动、睡眠、性别、疾病、母亲孕期情况及生活环境等都对孩子的生长发育有影响。

三、身材矮小儿童检查项目及目的

项目	目的
骨龄	检测剩余生长发育潜力，预测孩子终身高
血常规	检测是否贫血
血糖	检测是否有糖代谢异常
甲功	检测是否有甲状腺功能低下
肝肾功	检测是否有慢性疾病、物质吸收不好
乙肝	检测是否有乙肝病毒
生长激素激发试验	检测生长激素分泌是否正常
颅内 MRI	检测是否有脑垂体病变、肿瘤
性染色体	检测是否有先天性卵巢发育不全
B 超	检测是否有子宫、生殖器异常
IGF－1、IGFBP3	检测胰岛素样生长因子及抵抗情况

四、矮小症的治疗

父母身高都不高的孩子也不要绝望，因为遗传对身高的影响占比为 60%～70%，还有 30%～40%由后天因素决定。除了一般生活照料、病因治疗，矮小症患者还可以进行生长因子的补充。目前国内尚无胰岛素样生长因子制剂可以使用，生长激素缺乏或者特发性矮小症等患儿可以在医生的建议和指导下补充生长激素。要注意，重组人生长激素是蛋白质多肽类激素，无法通过口服补充，只有通过注射才有效。

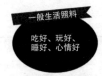

一般生活照料

吃好、玩好、
睡好、心情好

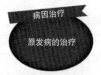

病因治疗

原发病的治疗

生长因子补充

生长激素、胰岛
素样生长因子

首先，无论多么有效的生长激素，吃进去都会被胃酸消化掉，几乎发挥不了什么作用。

其次，即使需要注射生长激素，也要做一系列检查，才能确定是否符合注射条件。

最后，骨骺线一旦闭合，怎样注射都无用。

想让孩子长得高，一般在生活照料中家长应注意：

给予孩子充足、均衡的营养：每天要保证孩子喝 250～500mL 牛奶；吃 1～2 个鸡蛋，适量的肉类、谷类、水果、蔬菜，以及富含蛋白质的食物；坚持体育锻炼：有效运动，心率达到 120～140 次/分；劳逸结合，心情愉快；有充足的睡眠：早睡、早起，有 8～10 小时的充足睡眠；有良好的生活环境，如有充足的阳光、空间和关爱。

第八节　雾化吸入治疗

一、什么是雾化吸入治疗？

雾化吸入治疗是将药液转化为气雾状的液体微滴，使患者通过吸嘴或面罩吸入，局部用药以达到治疗疾病、改善症状的目的。

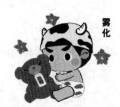

二、雾化吸入治疗的优点

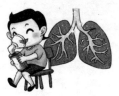

1. 雾化吸入治疗，不需要患者主动吸气配合，尤其适用于儿童。

2. 药物直达患处，起效迅速。

3. 患处药物浓度高，所需药物剂量小。

总之，与口服、静脉给药相比，雾化吸入治疗具有用药剂量小、见效快、副作用少和使用方便等优点。

三、雾化吸入治疗的注意事项

1. 保持呼吸道通畅。

2. 吸药前不能擦油性面霜，吸药后立即清洗面部，以减少可能经皮肤吸收的药量。

3. 最好在安静状态下吸药。

4. 教会孩子做深呼吸，使胸廓活动度增大，肺活量增加。孩子如果哭闹、不配合，可采用睡眠后雾化吸入治疗，从而更有利于雾化吸入，达到更好的效果。

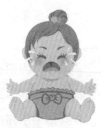

5. 在雾化吸入过程中，注意观察患者的面色、呼吸情况。

6. 为了避免雾化吸入特别是吸入糖皮质激素时不良反应的发生，谨防药物进入眼睛，吸药后必须漱口。

四、雾化器的清洁、消毒及保管

1. 有条件的，使用一次性雾化罐。

2. 雾化吸入治疗结束后，用清水反复冲洗雾化器并晾干，备用，雾化罐保持清洁，以防细菌感染。当雾化器喷嘴被药物堵塞时，会出现雾量小或不出雾的情况，此时可用温开水浸泡，如还是不出雾，请及时更换新的雾化器。

有些医院，如绵阳市中心医院儿科门诊开展雾化机出租活动多年，患者在家即可轻松完成雾化吸入治疗，解决了反复来往医院、感染机会增加的问题；缓解了孩子对雾

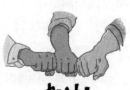

加油！

化吸入治疗的恐惧；减少了时间与金钱的花费；家长可以根据孩子的情绪或睡眠状态自行选择治疗时间，效果更佳。

第九节 儿童尿床

一、什么是尿床？

《中国儿童单症状性夜遗尿疾病管理专家共识》中将尿床定义为：年龄≥5 岁儿童平均每周 2 次夜间不自主排尿，并持续 3 个月以上。

尿床分为两种类型：一种仅发生在夜间而白天不伴任何下尿路症状，如尿频、尿急、尿失禁等；另一种是除夜间尿床外在白天还伴有其他下尿路症状。

二、尿床的原因

1. 缺乏一种叫作"血管加压素"的化学物质。这种物质在夜间分泌较多，使肾脏产生尿液减少。所以，即便孩子的膀胱容量是正常的，缺少了这种物质，产生的尿液变多，膀胱也难以完全储存。

2. 孩子的膀胱容量不够大，储存不了整夜产生的尿液。

3. 孩子的膀胱容量足够大，但在充盈之前就发生痉挛，导致尿液排出。

4. 便秘：如果不经常排便，粪便会积压并压迫膀胱，导致膀胱难以储存尿液。

5. 喝太多饮料：如果睡前喝太多饮料，也可能尿床。

6. 家族史：如果父母有过尿床的情况，那孩子也可能会有。

7. 不能从睡眠中醒来：如果膀胱充盈后，孩子不能从睡眠中醒来，膀胱就会自行排尿，从而引起尿床。

无论什么原因导致孩子尿床，无论是否伴随日间症状，都不要让孩子默默承受痛苦，可与医生一起讨论，他们在这个问题上有丰富的经验，可以提供帮助和建议。

三、尿床的治疗方法

目前的治疗方法有药物治疗、遗尿报警器、膀胱训练、心理治疗等。

第十节　儿童抽动障碍

孩子经常不自主地清嗓子、眨眼睛、耸肩膀、转头，是患有抽动症吗？

一、什么是抽动？

抽动是一种突然的、快速的、反复的、非节律性的运动。儿童可不断重复出现。它通常无法控制，并非儿童有意为之，但在抽动出现之前的一定时间内可阻止其发生。

抽动随担忧、兴奋、疲劳程度的升高而加重，在平静、放松的时间段或学习期间，可缓解或停止。

抽动在儿童期很常见，但大多数是一过性的。

二、什么是抽动障碍？

1. 抽动障碍是一种起病于儿童期、以抽动为主要表现的神经精神疾病。其临床表现多样，可伴多种共患病，部分患者表现为难治性。

2. 男孩患抽动障碍的概率是女孩的 2～4 倍。抽动障碍通常开始于 4～6 岁，于 10～12 岁达到顶峰。到青少年时期，症状会有所减轻，少数人的抽动症状会加重或持续到成年期。

3. 抽动特点：表现为一种不自主、无目的、快速、刻板的肌肉收缩。

（1）抽动通常从面部开始，逐渐发展到头部、颈部、肩部肌肉，而后波及躯干及上下肢。

（2）抽动可以从一种形式转变为另一种形式，或者表现为新的抽动形式。

（3）抽动症状时好时坏，可暂时或长期自然缓解，也可因某些诱因而减轻或加重。

（4）与其他运动障碍不同，抽动障碍是在运动功能正常的情况下发生的，非持久性存在，且症状可被短暂自我控制。

4. 常见加重抽动障碍的因素包括紧张、焦虑、愤怒、惊吓、兴奋、疲劳、感染、被人提醒等。常见减轻抽动障碍的因素包括注意力集中、放松、情绪稳定等。

三、抽动分类

1. 运动性抽动：指头部、面部、颈部、肩部、躯干及四肢肌肉不自主、突发、快速的收缩。

2. 发声性抽动：指口鼻、咽喉及呼吸肌群的收缩，患者利用经口鼻和咽喉的气流而发声。

运动性抽动或发声性抽动可进一步细分为简单性抽动和复杂性抽动两类，有时二者不易区分。

四、抽动障碍分型

（一）短暂性抽动障碍

1. 具有 1 种或多种运动性抽动和（或）发声性抽动；

2. 病程短于 1 年；

3. 18 岁以前起病；

4. 排除某些药物或内科疾病所致；

5. 不符合慢性抽动障碍或图雷特综合征的诊断标准。

（二）慢性抽动障碍

1. 具有 1 种或多种运动性抽动或发声性抽动，病程中只有 1 种抽动形式出现；

2. 首发抽动后，抽动的频率可以增加或减少，病程在 1 年以上；

3. 18 岁以前起病；

4. 排除某些药物或内科疾病所致；

5. 不符合图雷特综合征的诊断标准。

（三）图雷特综合征

1. 具有多种运动性抽动及 1 种或多种发声性抽动，二者不一定同时出现；

2. 首发抽动后，抽动的频率可以增加或减少，病程在 1 年以上；

3. 18 岁以前起病；

4. 排除某些药物或内科疾病所致。

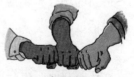

五、抽动障碍的治疗

抽动障碍的治疗包括药物治疗、行为疗法、父母训练。

第十一节 儿童注意缺陷多动障碍

活泼可爱的小朋友十分讨人喜欢，但是有的小朋友就像是身上装了发动机，上蹿下跳安静不下来，是孩子太调皮还是患有多动症呢？

一、定义

注意缺陷多动障碍（Attention deficit/hyperkinetic disorder, ADHD），俗称儿童多动症，是早期起病（一般在 5 岁以前），患者在需要认知参与的活动中缺乏持久性，倾向于由一项活动转向另一项活动，但哪一项都不能完成，同时伴有混乱、控制不佳和过度活动的一种精神障碍，以注意缺陷、多动或冲动为主要临床特征，常见于学龄期儿童，有 70% 的患者症状会持续到青春期，还有 10% 的患者症状会持续终身。因此对学龄前儿童的治疗非常关键。

二、临床表现

1. 注意力缺陷：患者常常不能注意细节，易被外界环境吸引，在日常生活中常常忘事，无法保持注意力集中，常常回避或厌恶需要集中注意力的事。

2. 多动：患者双手或双足常常不安稳，或坐着时扭动，常常在不适当的场合奔跑或登高爬低，常常说话过多。

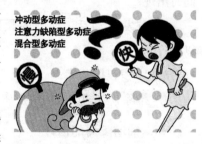

3. 冲动：经常打扰或干涉他人，在游戏或有组织的场合不能排队或按顺序等候，易激惹。

三、危害

（一）对个人的危害

ADHD 儿童在学习方面往往难以专心，学习成绩会下降；在行为方面不能自控，表现为不服从管束，易发生品行障碍（打架斗殴、说谎等），甚至走上犯罪的道路；因常常受到别人的批评、指责甚至打骂，可能会出现自卑、自信心低、人际关系差等。

（二）对学校的危害

在学校里，ADHD儿童可能出现厌学、逃学等扰乱课堂秩序的情况，还可能打架斗殴，成绩低下。

（三）对家庭和社会的危害

ADHD儿童的发展具有一定的不稳定性，未来的婚姻选择及婚姻稳定性也可能受到影响。

四、病因

（一）遗传因素

调查结果表明，一些患者的父母或者是有血缘关系的兄弟姐妹也有ADHD的表现，表明ADHD的发病与遗传因素有关。

（二）脑神经递质分泌失调

脑神经递质分泌失调是导致孩子患ADHD的主要因素。脑神经递质分泌失调是指患者脑内神经递质代谢异常，如多巴胺、5-羟色胺、乙酰胆碱缺少等，都可能导致孩子发生ADHD。

（三）脑组织损害

儿童常见的脑组织损害有妊娠时病毒感染、服药、新生儿窒息、产伤等多种原因所致的脑缺氧、脑损伤等，这些均可导致ADHD，但其是可预防的。

（四）心理因素

心理因素是导致ADHD一个重要因素。影响儿童心理的常见因素有不良的家庭环境及教育方法，如对孩子苛求、粗暴、过度溺爱、体罚、歧视等。

五、治疗

ADHD应由专业医生评估后诊断。根据社会功能损害程度，

ADHD 分为轻度 ADHD、中度 ADHD 和重度 ADHD。ADHD 的治疗需要医院、学校和家庭的配合，需要相互间加强沟通、统一认识、统一目标，密切联系，从而实现最佳治疗效果。

ADHD 的治疗主要采用生物－心理－社会多模式的综合治疗方案，一般轻、中度的患者主要采用"运动＋心理行为治疗"的干预方案；中、重度的患者主要采用"药物＋运动＋心理行为治疗"的干预方案。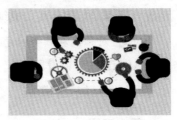

总之，ADHD 的治疗应在专业医生指导下进行，患者应定期到专业门诊咨询、复查。

第二章　新生儿疾病的健康教育

第一节　新生儿鹅口疮

一、概述

鹅口疮是白色念珠菌感染引起的口腔黏膜炎症，表现为口腔黏膜充血和发红，白色附着物不易拭去，故有"雪口疮"之称。轻者不痛，或只有进食时有痛苦表情；有些新生儿会出现吸吮后啼哭、吃奶减少、恶心、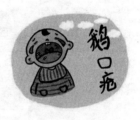呕吐等症状。极少数重症者可扩散至咽喉、气管、肺或进入血液循环，并发呼吸困难，甚至继发其他细菌感染，造成败血症，故应重视新生儿鹅口疮的治疗和护理。

二、病因

1. 母亲有霉菌性阴道炎，新生儿出生时通过产道接触母体的分泌物而感染。

2. 新生儿口腔黏膜抵抗力弱，真菌容易在口腔黏膜上生长繁殖。

3. 奶瓶奶嘴消毒不彻底，或母乳喂养时母亲的乳头不清洁。

4. 接触感染念珠菌的食物、衣物和玩具。

5. 长期服用抗生素。

23

三、临床表现

鹅口疮大多出现在舌、颊、腭或唇内黏膜上。斑膜面积大小不等，乳白色，微凸起，形似奶块，不易拭去，擦去斑膜后，可见下方不出血的红色创面。感染轻微时，患者没有明显痛感，或仅在进食时有痛苦表情。严重时患者会因疼痛而烦躁不安、胃口不佳、啼哭、进食困难，有时伴有轻度发热。

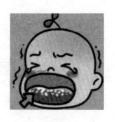

四、健康指导

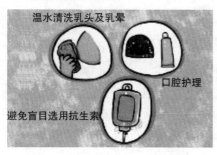

温水清洗乳头及乳晕

口腔护理

避免盲目选用抗生素

1. 口腔护理：用 2% 碳酸氢钠溶液轻拭口腔患处黏膜，后涂龙胆紫或制霉菌素，每天 2 次。口腔护理宜在餐后 1 小时左右进行，动作应轻、快、准，以免引起呕吐。

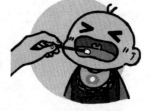

2. 正确涂药：涂药前应先用 2% 碳酸氢钠溶液清洁口腔，用干棉签将病变部位黏膜表面擦拭干净后涂药。涂药后闭口 10 分钟，不可马上漱口、饮水或进食。在清洁口腔及局部涂药时应注意手法，可用棉签在病变部位黏膜表面滚动式涂药，不可摩擦，以免扩大创面或加剧疼痛。

3. 如果口腔中感染面积大，可增加涂药的次数，或遵医嘱口服氟康唑、维生素 B_2 等药物。

4. 口腔白膜蔓延至喉头、气管、食管乃至血液的严重患者必须住院治疗。

5. 尽量避免使用广谱抗生素、类固醇激素及免疫抑制剂。

6. 母乳中的乳铁蛋白能抑制口腔中的白色念珠菌生长，提倡坚持母乳喂养。

7. 母亲应勤换内衣，喂奶前洗净双手。鹅口疮患者使用过的奶瓶、奶嘴应放于 5‰碳酸氢钠溶液中浸泡 30 分钟后再煮沸消毒。

8. 对流涎的新生儿，应及时清除分泌物，保持皮肤干燥、清洁，避免引起皮肤糜烂及感染。

9. 定期门诊随访。

第二节　新生儿肺炎

一、概述

新生儿肺炎是新生儿期常见疾病，可由产前、产时或出生后多种因素引起，症状轻重不一。重症肺炎是新生儿死亡的常见原因之一。

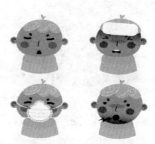

二、病因

1. 吸入性肺炎可以是宫内或产时吸入羊水所致，也可以是出生后奶汁误入呼吸道所致。

2. 感染性肺炎的产前感染主要是通过吸入被污染的羊水，或病原体经胎盘屏障传播给胎儿；产时感染主要是通过吸入母亲阴道内被病原体污染的分泌物；出生后感染可通过接触、血源性或医源性等途径。

三、临床表现

对于产前或产时因素导致的肺炎，患者一般需要住院治疗，常表现为呼吸急促、发绀、反应差，部分有发热、呼吸困难，病情严重者会出现呼吸衰竭、心力衰竭等。出生后感染或吸入性肺炎患儿往往有误吸或感染源接触史，表现为呛奶、咳嗽、气促、吸奶量下降等，因新生儿抵抗力低下，病情进展往往较快。

四、健康指导

1. 注意空气流通，环境温度适中，阳光充足。室温要求在 22℃～24℃，夏冬季可借助空调或取暖器调节。相对湿度保持在 55%～65% 为宜，气候干燥时可在室内放一盆水。定时通风，保持室内空气新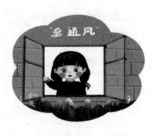鲜，每天至少通风 2 次，每次 30 分钟，避免吹穿堂风。

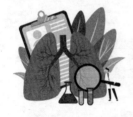

2. 保持呼吸道通畅，拍背姿势正确，并保持安静，避免孩子剧烈哭闹，以减少耗氧量。经常检查鼻孔是否通畅，清除鼻孔内过多的分泌物。一般取右侧卧位，仰卧时要避免颈部前屈或过度后伸。

3. 维持正常体温，根据季节及气候及时增减衣服，防止过热或着凉。衣着以小儿的手足温暖而颈部不出汗为宜。

4. 喂养要有耐心，以少食多餐为宜，不宜过饱，以免影响呼吸和引起呕吐。奶嘴孔大小要适宜，避免呛奶。喂好后将小儿竖直，使其头部伏于喂养者肩上，轻拍其背以排出咽下的空气，避免溢乳和呕吐，待打嗝后再取右侧卧位数分钟。

5. 容易吐奶的新生儿宜侧卧，同时抬高肩背部，以促进胃部排空，减少吐奶的发生。当小儿发生呕吐时，迅速将其头侧向一边，轻拍其背部，并及时清除其口鼻腔内的奶汁。

6. 请勿在新生儿哭闹时喂药，以免误吸入气管。

7. 注意观察有无咳嗽、鼻塞、发热等情况，观察呼吸、面色等变化，注意有无青紫、呼吸困难等异常情况，以便及时就医。

8. 定期门诊随访。

第三节　新生儿腹泻

一、概述

新生儿腹泻是新生儿期常见的胃肠道疾病，分为感染性腹泻和非感染性腹泻两大类。其中，由细菌、病毒、真菌、寄生虫等感染因素引起的腹泻称为感染性腹泻；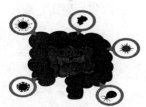
仅以大便次数增多和大便性状改变为主要特点的消化道综合征称为非感染性腹泻，受多种非感染性因素影响。

二、病因

感染性腹泻：由于新生儿免疫功能不成熟，肠道缺乏能抵抗病原体的分泌型 IgA，防御感染的功能低下，感染源可经母亲阴道分泌物或被污染的乳品、水、食具等直接进入新生儿消化道，也可由其他器官的感染经血行、淋巴组织直接蔓延进入肠道，引起腹泻。

非感染性腹泻：是除了喂养不当引起的消化不良，继发于肠外其他疾病的肠道伴随症状，原发性某种酶缺乏，或继发肠道感染所致的暂时性消化酶缺乏、免疫反应或免疫缺陷、食物过敏等均可引起非感染性腹泻。

三、临床表现

感染性腹泻：轻者表现为每天腹泻数次，可伴有低热、纳差、呕吐、轻度腹胀、精神萎靡；重者表现为明显的发热或体温不升、拒食、呕吐、腹胀、少尿、嗜睡、四肢发凉、皮肤发花等。

乳糖不耐受：出生后出现腹泻，每天数次，大便为黄色或青绿色稀糊便，或为蛋花汤样便，有奶块，泡沫多，伴有腹胀、哭闹，少数伴有呕吐，重者可发生脱水、酸中毒。

牛奶蛋白过敏：表现为喂牛奶数小时至数天后出现呕吐、腹胀、腹泻，大便含有大量奶块、黏液，严重者出现便血。一旦去除过敏原，症状可迅速缓解。

症状性腹泻：腹泻程度相对较轻，原发疾病缓解或肠道菌群恢复后腹泻症状可迅速缓解。

四、健康指导

（一）居家环境

新生儿居家环境要求安静舒适，空气新鲜，每天定时通风，随温度变化调节室温，冬季室温保持在22℃～24℃，新生儿依据天气变化合理增减衣物，防止天气突然变化、腹部受凉致使肠蠕动增快，从而导致腹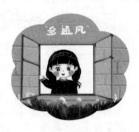泻。夏季室温最好不要高于28℃，天气过热可使胃肠道内消化液分泌减少，诱发消化功能紊乱，从而导致腹泻。

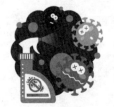（二）消毒卫生指导

（1）父母及其他看护人在接触新生儿前后做好手卫生，在哺乳、更换新生儿尿布、接触新生儿用品前后，必须用流动水、皂液等清洁双手。

每天做好奶瓶各部件清洁及消毒工作：奶瓶刷洗干净后，控干奶瓶内及奶嘴上的水分，可采用开水烫、蒸锅蒸或消毒锅处理等方式进行消毒。

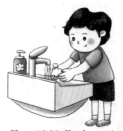

（2）预防红臀的发生：及时更换尿布，用护臀膏保护臀部皮肤，保持皮肤清洁干燥，包裹不宜过紧。

（三）喂养指导

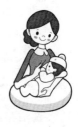

提倡纯母乳喂养至少 6 个月，无母乳时，可以在医生建议下选择正确的奶制品。宝宝腹泻期间，母亲宜清淡饮食，少吃油脂食物和生冷食物。

（四）预防诱因

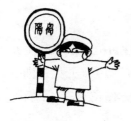

避免接触腹泻患者；预防感冒；做好消毒隔离工作，避免去人多的公共场所，减少不必要的探视；新生儿接触的所有用物必须清洁，奶具经过消毒后再使用。

（五）用药指导

遵医嘱按时按量服 谨遵医嘱
药，不能擅自增量、减量或停药；观察药物 勿擅自停药
不良反应，如有不适，应及时就医。

（六）定期门诊随访

注意观察新生儿大便的颜色、性状、量、气味、次数以及尿量，并观察其反应、皮肤弹性、肢体温度、意识状态及呼吸等情况，根据情况进行随访复查。

第四节 新生儿黄疸

黄疸的高发生率、高住院率及较高的致残率，让家长们揪心不已。

一、概述

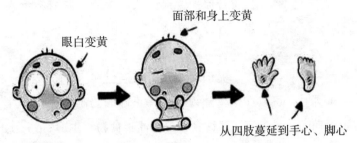

眼白变黄

面部和身上变黄

从四肢蔓延到手心、脚心

黄疸是指血清中总胆红素含量超过正常值，致使皮肤、巩膜、黏膜等发生黄染的现象。

二、病因

黄疸分为生理性黄疸和病理性黄疸。生理性黄疸一般在新生儿出生后2～3天开始出现，5～7天为高峰期，7～10天开始逐渐下降，10～14天恢复正常。早产的新生儿可能会延长至3～4周才消退。

可根据每个新生儿出生后小时胆红素风险评估曲线来确定黄疸新生儿是否需要住院治疗或门诊随访的时间，在高危区间（超过95百分位）的新生儿必须住院治疗；对于在中高危区间的新生儿，要加强监测，必要时住院治疗，黄疸在40百分位以下的新生儿相对安全。

出现早、反复、病情重、持续时间长及胆红素升高、上升快等，都是病理性黄疸的表现，患者需要就医。具体情况如下：

（1）出生后24小时内出现黄疸；

（2）血清总胆红素浓度达到相应日龄及相应危险因素下的光疗干预标准，或超过小时胆红素风险评估曲线的95百分位；

（3）胆红素每天上升超过$85\mu mol/L$或每小时$>8.5\mu mol/L$；

（4）黄疸持续时间长，足月儿>2周，早产儿>4周；

（5）血清结合胆红素＞34μmol/L；

（6）黄疸退而复现。

病理性黄疸的可能病因：

（1）新生儿 ABO 血型不合溶血病。

（2）RH 血型不合溶血病。

（3）蚕豆病。

（4）新生儿感染。

（5）新生儿红细胞增多症。

（6）早产儿或足月儿喂养不足、消化道梗阻及胎粪排出延迟。

（7）胆道闭锁及肝炎或肝炎综合征。

（8）母乳性黄疸。

（9）遗传代谢病等。

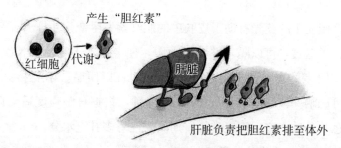

肝脏负责把胆红素排至体外

母乳导致的新生儿黄疸称为母乳性黄疸，这是一种特殊类型的病理性黄疸。母乳中含有的孕二醇激素可以抑制新生儿肝脏中葡萄糖醛酸转移酶的活力，致使血液中的胆红素不能及时进行代谢和排泄，于是血液中的胆红素浓度增高，新生儿皮肤和巩膜出现黄染。

母乳性黄疸是排他性诊断，需要排除其他病理因素。母乳性黄疸不会引起发热和反应差的症状，一般不会影响患者健康，也不会引起神经系统损害。如果黄疸较严重，可暂时停止母乳喂养，黄疸一般在 2～4 天内减轻，6～10 天内完全消失。如果宝宝无其他病理性黄疸因素，一般情况好，可以继续母乳喂养，2～3个月后黄疸会自然消退。

三、黄疸的程度

黄疸一般先出现在面部，然后逐渐蔓延至前胸、后背及腹部，加重时可达四肢，然后至手心、脚心，此时情况已相当严重，必须立即就医，不能延误。

四、护理

（一）预防病理性黄疸

做好产前咨询和孕期保健，孕期要注意预防和治疗感染性疾病，防止溶血病和败血症的发生。合理喂养，促进胎便排出，减轻黄疸。

（二）适当晒太阳

太阳光中的蓝光有助于皮肤中的胆红素发生变化并排出。

为了退黄，可以隔着玻璃晒太阳，使宝宝在不受凉的情况下尽量裸露较多的皮肤，但注意不要让太阳直射眼睛。不要持续晒太阳，可以晒一段时间（一般15～20分钟，根据日晒强度适当调整）后休息几分钟，之后重复进行，期间要注意多补充水分。

（三）保证宝宝吃饱喝足

胆红素最终主要通过大便和小便排至体外，因此食物摄入不足，胎便排出延迟往往是早期黄疸的主要原因。

五、胆红素脑病

胆红素脑病是胆红素引起的脑组织病理性损害，绝大多数发生于早期黄疸的宝宝。出生3天内的宝宝出现严重黄疸时，胆红素脑病的发生概率是比较高的。

胆红素脑病分四期，每期有不同的临床表达，病情进展快，若不及时救治，风险激增。

分期	临床表现	持续时间	备注
警告期	嗜睡、脑性尖叫、吸吮力弱、肌张力低下	12~24小时	
痉挛期	双眼凝视、抽搐、角弓反张、呼吸节律不规整	12~24小时，最长不超过48小时	预后差，约3/4患者死于呼吸衰竭
恢复期	抽搐减少至消失，可正常吃奶	约持续2周	
后遗症期	手足徐动、耳聋、眼球运动障碍、牙釉质发育不全、智力落后等中枢神经系统损害后遗症		多在出生后2个月左右

六、家长认识黄疸的几个误区

1. 对黄疸的重视不够：有的家长认为新生儿都会有黄疸，在家观察和用中药洗浴就可以，没有及时治疗，导致胆红素脑病不可逆转。如果是葡萄糖-6-磷酸脱氢酶（G6PD）缺乏引起的黄疸，例如蚕豆病，中药洗浴可能诱发溶血，导致黄疸进行性加重。

2. 不积极治疗：有的家长担心光疗的副作用，拒绝积极治疗，这种行为可能导致孩子发生胆红素脑病。有的家长在治疗过程中，黄疸稍有消退时就急于出院，导致宝宝病情反复，影响治疗效果。

3. 不再母乳喂养：有的家长认为黄疸是母乳引起的，从而不再母乳喂养。

其实母乳性黄疸的诊断很严格，一般需排除引起黄疸的其他病理因素，停母乳3天后黄疸明显消退，且宝宝一般情况很好，方可考虑诊断，就算是母乳性黄疸，只要不影响宝宝健康，仍可继续母乳喂养。

4. 拒绝换血：孩子黄疸非常严重达到换血指征时，有的家长因害怕换血、担心风险和并发症而拒绝换血。

需要换血治疗的都是黄疸很重且胆红素脑病发生风险高的孩子，在权衡胆红素脑病危害与换血风险之后，一般建议换血，因为胆红素脑病一旦发生，通常不可逆转，而换血风险一般不高。

需要特别注意的是，黄疸发生得越早、程度越严重、持续时间越长，宝宝发生胆红素脑病的风险就越高，应及时就医。

第五节　新生儿颅内出血

一、概述

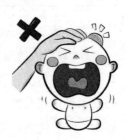

新生儿颅内出血大多由缺氧、产伤以及早产发育不成熟或血液系统疾病所致。重度颅内出血者病死率高，存活者可能伴有神经系统后遗症，如脑性瘫痪、癫痫等。

二、临床表现

新生儿颅内出血的临床表现与患儿颅内出血部位及程度有关，主要表现为中枢神经系统的兴奋和抑制症状，多在出生后 3 天内出现。具体表现主要包括：

1. 兴奋症状：早期常见颅内压增高表现，如前囟隆起、颅缝增宽、头围增加；意识形态改变、易激惹、过度兴奋、烦躁、脑性尖叫、惊厥等；眼症状，如凝视、斜视、眼球上转困难、眼球震颤；肌张力增高等。

2. 抑制症状：随着病情发展，出现意识障碍，如淡漠、嗜睡、昏迷、肌张力低下、拥抱反射减弱或消失；常有面色苍白、青紫、前囟饱满或隆起、双瞳孔大小不等或对光反射消失和散大；呼吸改变，呼吸从增快到缓慢，节律不规则或呼吸暂停等；原始反射减弱或消失等。

3. 其他：如贫血和无法解释的黄疸等。

三、健康指导

1. 提倡母乳喂养。母亲应保持膳食均衡，纯母乳喂养期间，应定期给宝宝补充维生素 K，以预防维生素 K 依赖因子缺乏症导致的颅内出血。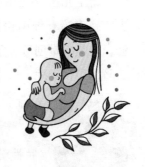

2. 避免剧烈摇晃宝宝头部，否则易导致颅内出血。注意照护，防止因跌落等导致意外伤害。

3. 平时注意观察宝宝有无抽搐情况，如肌张力增高、紧握拳头、双眼凝视、面色发青、口吐白沫、双眼上翻、口角或四肢抽动或呼吸暂停等，若出现相关情况，应立即让其平卧，松开衣服，保持安静，停止喂奶，减少刺激，并迅速送往医院。

4. 有颅内出血的宝宝应进入高危儿随访系统，定期随访并在医护指导下进行早期干预。注意宝宝的生长发育情况，严密观察其智能及运动发育是否低于同龄人。随访中若发现宝宝智能及运动发育迟缓，可在儿科神经专业及康复科医生的指导下有计划、及时地进行康复训练。

5. 家中保持安静，尽量避免噪音，以利于宝宝休息。限制探视人员，避免到人多的公共场所，预防感染。

6. 定期进行儿童保健；按时预防接种。

第六节　新生儿脐炎

一、概述

新生儿脐炎是由断脐或出生后脐部处理不当，脐残端有细菌侵入并繁殖而引起的急性炎症，或是脐带创口未愈合，爽身粉等异物刺激引起脐部慢性炎症，可形成肉芽肿。

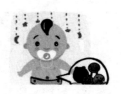

二、临床表现

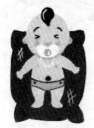

轻者脐轮及脐周皮肤轻微红肿，伴有少量浆液或脓性分泌物。重者脐轮及脐周皮肤明显红肿、发硬，脓性分泌物多，常有臭味，可向周围皮肤扩散，形成蜂窝组织炎，也可沿脐血管蔓延引起败血症。慢性脐炎形成的肉芽肿为一小的樱红色肿物，表面可有脓性分泌物，可久治不愈。脐炎发生后经积极处理，一般能治愈，但如果延误治疗，则可造成感染扩散，甚至危及生命。

三、健康指导

（一）脐部护理三大原则

1. 保持干燥：宝宝脐带脱落前应注意保持脐部干燥，如果在新生儿阶段让宝宝游泳，一定要带上防水贴。如果不慎将脐带根部弄湿，应用清洁棉签消毒后擦拭干净。

2. 避免摩擦：纸尿裤大小要适当，注意纸尿裤的腰际不要刚好在脐带根部，防止宝宝活动时摩擦到脐带根部导致破皮发红，甚至出血。宝宝大小便后，应及时更换纸尿裤，避免尿液或粪便污染脐部创面。

3. 避免闷热：脐带创面不能用面霜、乳液及油类涂抹，以免干扰脐带干燥脱落或导致感染。

（二）脐部护理要求

每天彻底清洁、消毒脐部 2 次，直至脐带脱落。脐带脱落后，继续消毒直至分泌物消失。宝宝沐浴后应及时擦干脐部，如大小便不慎污染脐部，应及时清洁、消毒。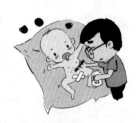

（三）脐部护理方法

1. 环境清洁、温暖，室温 24℃～26℃，关好门窗，防止空气对流。

2. 护理脐带时家长一定要先洗手，避免手上的细菌污染宝宝的脐部。

3. 一只手提起宝宝脐带的结扎线，另一只手用消毒棉签仔细分离脐窝和脐带根部的黏连部分。

4. 周边都分离后，换新的消毒棉签从脐窝中心向外转圈擦拭，擦拭范围距脐根 3cm。

5. 最后给提过的结扎线涂上消毒液待干。

注意：千万不要用紫药水，因为其干燥效果仅限于表面，而消毒液的干燥效果是从里到外的。

（四）防止感染

1. 家长在接触宝宝前后要做好手卫生，在哺乳、更换新生儿尿布、接触新生儿用品前后，必须用流动水、皂液清洁双手。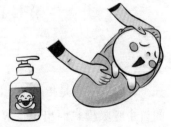

2. 奶具等应消毒，一般需要在沸水中煮沸 10 分钟以上，注意控干奶瓶内及奶嘴上的水分。

3. 每天沐浴一次，水温 38℃～40℃，注意清洗皮肤皱褶处，不可捆绑四肢，宝宝需要适当活动。

4. 宝宝的毛巾、衣服、包被、盆等用物专用，用后注意清洗消毒。

5. 限制人员探视，避免到公共场所，预防感染。

（五）需要引起高度重视并及时就医的情况

1. 脐轮、脐周明显红肿，并有较多脓性渗液。

2. 慢性肉芽肿经电灼、激光、手术后脐部出血较多。

3. 腹壁蜂窝组织炎，皮下坏疽：脐周皮肤大片红肿，局部温度增高，皮肤触之稍硬，有触痛，随后皮肤渐变为暗红色、紫褐色，压之有漂浮感，积脓多时有波动感。患儿常有发热、拒奶、哭闹等症状。

4. 腹膜炎：腹痛、呕吐、拒奶、腹壁红肿、腹部肌肉紧张，皮肤触之稍硬，有触痛。患儿往往体温异常、精神差。

5. 败血症：体温不稳定，少吃、少哭、少动或不吃、不哭、不动，黄疸加深，重者可出现面色灰、四肢冷、皮肤花斑、心跳加快、尿少、出血等休克症状。

6. 化脓性脑膜炎：发热、烦躁、呕吐、后颈部抵抗、前囟饱满或紧张、双眼凝视、惊厥等。

第七节　新生儿窒息

一、概述

新生儿窒息是指新生儿出生后不能建立正常的自主呼吸模式而出现低氧血症、高碳酸血症、代谢性酸中毒及全身多脏器损伤，分娩后照护不

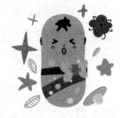

当也可引起新生儿窒息。窒息是引起新生儿死亡和伤残的重要原因之一。

二、病因

凡能影响母体和胎儿循环及气体交换的因素，以及新生儿照护意外都可导致新生儿窒息。常见因素有母亲因素、胎盘和脐带因素、分娩因素、胎儿因素、意外因素。

三、临床表现

新生儿窒息后会出现青紫或苍白，心率、呼吸、反应、肌张力改变，需要复苏才能改善。

四、预防

1. 做好产前保健，高危妊娠者最好到有危重孕产妇救治中心及危重新生儿救治中心的医疗单位分娩，以确保复苏成功率及复苏后给予宝宝及时恰当的救治。

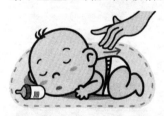

2. 在哺乳过程中应有人看护，避免母亲因疲倦等压着宝宝。不建议俯卧位放置宝宝。用被子、毛毯包裹宝宝时，要将口鼻露出，注意保持宝宝颈部舒展。平时不要用绳索约束宝宝，帽子不要用绳索从颈部固定，以免绳索缠绕宝宝颈部导致其窒息。

3. 不要在宝宝哭闹厉害时喂奶、喂药，待宝宝平静后再进行，喂毕应将宝宝轻轻抱起，轻拍其背部，然后取半坡侧卧位，防止呕吐、溢奶、误吸等导致窒息。

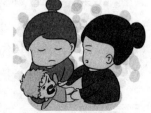

4. 对平时容易呕吐的宝宝，建议采取半坡侧卧位并加强监护。如果发现宝宝呕吐，立即使其侧身或俯

身，尽快清理奶汁，避免仰卧误吸。

5. 为宝宝选择玩具时，应以大于其口腔为宜，防止宝宝将玩具放入口腔，不慎滑入气管导致窒息。

五、健康指导

1. 对出生时有窒息的宝宝，应进行规范治疗，出院后纳入高危儿随访系统，定期进行新生儿专科门诊随访，坚持早期干预，必要时进行康复训练。

2. 提倡母乳喂养，确保哺乳姿势正确，喂奶后将宝宝放于侧卧位，防止呕吐、误吸。

3. 定期进行儿童保健，按时预防接种。

第八节　早产儿

一、概述

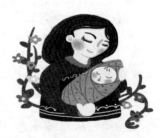

人类正常妊娠期为 40 周，孕周＜37 周为早产儿，其中孕周≤32 周为极度早产儿，孕周≤28 周为超早产儿或超未成熟儿。依照出生体重分类，出生体重小于 2500g 的宝宝为低出生体重儿（LBW）。

其中，出生体重在 1000～1499g 之间的宝宝为极低出生体重儿（VLBW），出生体重小于 1000g 的宝宝为超低出生体重儿（ELBW）。早产儿因其各个脏器发育不成熟、功能不健全，有很多并发症，生命风险及后遗症出现频率较足月儿明显增加。

二、病因

目前有关早产的病因尚不清楚，但早产与母亲、胎盘、脐带、胎儿等均有较密切的联系。如母亲有各种急、慢性疾病，包括严重心血管疾病、严重贫血、营养不良、急性感染性疾病、妊娠高血压综合征、过度疲劳及紧张、吸毒等，子宫畸形、子宫肌瘤、子宫内膜炎；前置胎盘、胎盘早剥；脐带过短、扭转、打结；羊水过多、胎膜早破；多胎妊娠等，均可导致早产。

三、健康指导

因早产儿发育不成熟，即使顺利出院，在后续的家庭照护及生长发育的道路上仍应给予与普通新生儿不一样的发展性照护，需要家庭、医护及社会共同呵护。

1. 饮食指导：母乳喂养为早产儿的重要喂养方式，但因早产儿需要追赶生长，母乳中的营养物质难以满足早产儿需要，故对 2000g 以下的早产儿通常需要强化营养（加母乳强化剂或早产儿配方奶），后期根据生长情况调整喂养方式。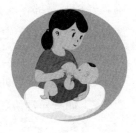

2. 注意保暖，细心护理，家居环境保持适宜的温度、湿度，室温 24℃～26℃，湿度 55%～65%，每天开窗通风 2 次，每次 30 分钟，避免吹穿堂风。穿着、包裹适当，避免受凉及捂热。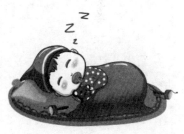

3. 防止感染。

（1）喂奶前母亲应清洗双手及乳房，人工喂养者注意奶具的消毒，每天将奶具彻底清洁后煮沸消毒 20～30 分钟。

（2）每天沐浴一次，水温 38℃～40℃，室温 26℃～28℃，注意清洗皮肤皱褶处，不可捆绑四肢，宝宝需要适当活动。

（3）早产儿的毛巾、衣服、包被、盆等用物专用，用后注意清洁、消毒。

（4）注意脐部消毒，防止感染。

（5）限制人员探视，避免到公共场所，避免接触病患，预防感染。

4. 保持呼吸道通畅：宝宝睡觉时宜取侧卧位，不建议俯卧，头、颈、躯干、四肢在中心线位，保持颈部舒展，口鼻部不能用毛巾遮挡；喂奶时密切观察宝宝的面色和呼吸情况，如有呛咳、发绀，应及时取出乳头或奶嘴，轻拍其背部，缓解后继续。

5. 坚持做新生儿智护训练及早期干预，增强宝宝的免疫力，促进发育。

6. 定期至高危儿门诊随访，按时进行儿童保健及预防接种。

7. 如有异常情况，应及时就医。

第九节　新生儿红臀

新生儿红臀，对于大多父母来说一点也不陌生，是让很多父母头疼的问题。

一、概述

新生儿红臀也称尿布皮炎，是新生儿期一种常见的多发的皮肤损伤性疾病，表现为肛周、会阴部和腹股沟皮肤潮红、糜烂、渗液，可伴散在红色斑丘疹，或皮肤化脓、皮疹脱屑等。

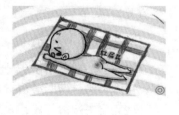

二、病因

1. 机体因素：新生儿由于皮肤娇嫩、皮肤防御功能差、机体免疫力低、对周围环境敏感，以及局部区域长时间受尿液、粪便的刺激和尿布包裹下形成潮湿而密闭的环境，加重对皮肤的刺激等，易出现红臀。

2. 腹泻：腹泻时的稀便里有很多脂肪、液体及变形杆菌等，可诱发皮炎，导致细菌、真菌感染。若大便次数较多，臀部长时间处于湿热状态，肛周及尿布接触部位就易发红、糜烂、渗液。

3. 尿布因素：长期使用塑料布或橡皮布，或不透气的纸尿布，或粗糙、质硬的劣质尿布，也可导致红臀。

4. 护理不当：未及时更换尿布、衣服包裹太多、清洗或擦拭臀部时力度过大，也易导致红臀。

三、健康指导

1. 做好基础护理：每天或者隔天沐浴一次，保证宝宝皮肤清洁干燥，每次换尿布时用温水洗净臀部或用柔软湿巾擦净臀部，避免用热水和肥皂烫洗，避免使用含有乙醇的湿巾；每次清洗干净，待宝宝皮肤干燥后再换上干净的尿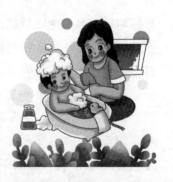布。若使用非一次性尿布，必须保持臀部干爽，不使用塑料布包扎于外部，以减少对皮肤的刺激。

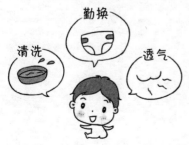

2. 勤换尿布：每次大小便后均需更换尿布，选用质地柔软，透气性、吸水性好的尿布，须大小合适，包裹时松紧适宜。

3. 饮食护理：尽量母乳喂养，奶具严格消毒，发生腹泻时应立即就医，查明原因。

4. 护臀用品。

（1）炉甘石洗剂：具有消炎、止痒、吸湿、保护皮肤等作用。

（2）紫草油：具有清热解毒、消肿收敛、促进伤口愈合、抗皮肤真菌等作用。

（3）湿润烧伤膏：具有清热解毒、镇痛生肌、促进局部血管扩张、加速血液循环、增强组织代谢、加快创面修复等作用。

5. 逐级护理。

（1）轻度红臀：臀部轻微发红，每次大小便后注意用温水洗净臀部或用柔软湿巾擦净臀部，并用柔软的小毛巾擦干，保持皮肤干燥。

（2）中度红臀：臀部出现小红疹，每次换尿布后用温水洗净臀部或用柔软湿巾擦净臀部，再用棉签将炉甘石洗剂或者紫草油涂抹到臀部，待干，2～3 分钟后包裹好尿布，涂抹湿润烧伤膏后不需待干，可直接包裹好尿布。

（3）重度红臀：臀部出现红疹和水疱，部分患者出现皮肤破溃，此时不仅需保持臀部清洁，还要到医院就诊，局部合理用药，用药后，在温度允许的条件下，使患处皮肤暴露于空气或阳光下，每天 2～3 次，每次 10～20 分钟。必要时应住院，在暖箱中进行暴露皮肤治疗，加强护理。

第三章 呼吸系统疾病的健康教育

第一节 急性上呼吸道感染

一、概述

急性上呼吸道感染，主要是指鼻腔、咽或喉部的急性感染。本病是小儿时期常见疾病，常被诊断为"急性鼻咽炎""急性咽炎""急性扁桃体炎"等，一年四季均可发生，以冬季、春季及气候骤变时多见，多为散 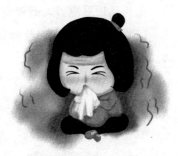 发，偶见流行，主要是通过空气飞沫传播。若患儿的免疫力不足，易反复患病。

二、病因

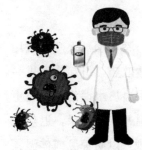 由病毒引起者占全部急性上呼吸道感染者的 90％以上，如合胞病毒、流感病毒、副流感病毒、腺病毒、鼻病毒、柯萨奇病毒、埃可病毒、冠状病毒、单纯疱疹病毒、EB 病毒等。少数由细菌引起，肺炎支原体也可引起感染。

由于上呼吸道的解剖生理和免疫特点，婴幼儿易患上呼吸道感

染。患有维生素 D 缺乏性佝偻病、营养不良、贫血等疾病，或生活环境不良（如拥挤、通风不良、阳光不足、空气污染严重、被动吸烟），护理不当致冷暖失宜等，均容易诱发急性上呼吸道感染。

三、健康指导

（一）环境与休息、活动指导

（1）保持室内环境安静、整洁、采光好，避免有害气味及强光刺激。

（2）保持室内空气清新，定时通风换气，避免在室内吸烟。

（3）保持口腔清洁，婴幼儿饭后喂少量的温开水以清洗口腔，年长儿饭后漱口，必要时口唇处可涂油类制剂，以免干燥。

（4）及时清除鼻腔及咽部分泌物和干痂，保持鼻孔周围的清洁，以减轻分泌物的刺激，不要用力挖鼻，以免炎症经鼓管向中耳发展引起中耳炎。

（5）活动、休息：以安静卧床休息为主，取半卧位或头肩抬高，并常更换体位。剧烈活动会引起呼吸增快，不利于康复，因此要避免剧烈运动，避免大汗淋漓、湿背及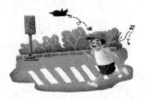受凉导致病情反复。注意床旁隔离，以独自玩耍为主，戴口罩、勤洗手，避免交叉感染。

（二）发热护理指导

体温逐渐上升、四肢末梢欠暖和时，适当添衣加被保暖，或用热水泡脚和手，衣被不可过厚，以免影响机体散热，引起体温进一步升高。保持皮肤清洁，避免汗腺阻塞，可用温热水擦浴，及时更换被汗液浸湿的衣被。每 4 小时测量一次体温并准确记录，退热处置 1 小时后复测体温并注意有无新的症状出现，以防惊厥或体温骤降。护理时注意保持相对恒定的环境温度。

（三）饮食指导

（1）选择富含营养、易消化的清淡饮食；有呼吸困难者，应少食多餐；食物应温凉，不宜过热，以免加重咽痛，引起厌食。

（2）适当多喂水，因体温过高会引起呼吸增快，使水分消耗增加，宝宝常喝水可避免虚脱。

（3）哺乳时必须取头高位或抱起喂，呛咳重者用滴管或小勺慢慢喂，以免用力进食或呛咳加重病情。

（四）心理指导

急性上呼吸道感染具有一定的自限性，也可治愈，家属不必过于焦虑，要多陪伴并安抚宝宝，尽量满足宝宝的合理要求，鼓励宝宝表达和发挥主观能动性，积极采取措施缓解宝宝的焦虑、恐惧心理。

（五）用药指导

（1）遵医嘱按时按量喂药，勿私自加减及停药，避免因停药及剂量不正确引起不良反应。

（2）使用解热剂后避免立即喂大量水，以免引起呕吐。半小时后可多喂水，以避免大量出汗引起虚脱。

（3）雾化吸入时用面罩罩住口鼻，效果更佳；雾化吸入后为宝宝洗脸，喂少许温开水让其漱口，以免药物局部沉积引起不良反应；雾化器用清洁冷水清洗，晾干。

第二节　毛细支气管炎

一、概述

毛细支气管炎是一种婴幼儿期较常见的下呼吸道感染，多见于2～6个月的婴儿，以憋喘、三凹征和气促为主要临床特点。临床上较难发现未累及肺泡与肺泡间壁的纯粹性毛细支气管炎，故有人认为毛细支气管炎是一种特殊类型的肺炎，有人称之为喘憋性肺炎。

二、病因

毛细支气管炎主要由呼吸道合胞病毒引起，副流感病毒、腺病毒、鼻病毒、流感病毒也可引起本病。

三、健康指导

（一）环境与休息、活动指导

（1）保持室内环境安静、整洁，采光好，温度、湿度适宜，避免有害气味及强光刺激。保持室内空气新鲜，避免在室内吸烟。

（2）保持口腔清洁，婴幼儿饮食后喂少量的温开水以清洗口腔。

（3）活动、休息：以安静卧床休息为主，取半卧位或头肩抬高，并常更换体位，注意保暖。剧烈活动会引起呼吸增快，不利于康复，因此应避免剧烈运动，避免大汗淋漓、湿背及受凉导致病情反复。

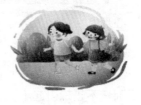

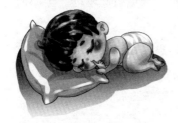

（4）拍背：清晨起床后拍背最佳，平时应选择在餐前 30 分钟或餐后 2 小时、咳嗽时、雾化后进行，以防震荡过度造成呕吐、吐奶等，影响孩子的营养吸收或者导致吸入性肺炎的发生。拍背方法：五指并拢，手掌呈"空杯状"，以手腕的力量，按由外至内、由下至上的顺序拍打宝宝背部 5～10 分钟，每分钟 40～60 次，以宝宝不哭为宜。

注意事项：①在拍打过程中注意拍打力度（以宝宝舒适、不哭闹为宜），边拍打边观察宝宝的面色、呼吸、鼻和口腔的分泌物，必要时吸痰。②拍打时应该用单层薄布（薄衣服）保护宝宝背部，避免直接拍打引起皮肤发红，也应避免覆盖物过厚而减弱拍打时的震荡效果。

（二）发热护理指导

当体温逐渐上升、四肢末梢欠暖和时，适当添衣加被保暖，或用热水泡脚和手，衣被不可过厚，以免影响机体散热，导致体温进一步升高。保持皮肤清洁，避免汗腺阻塞，可用温热水擦浴，及时更换被汗液浸湿的衣被。每 4 小时测量一次体温并准确记录，退热处置 1 小时后复测体温并注意有无新的症状出现，以防惊厥或体温骤降。

（三）病情观察指导

保持口腔清洁，及时清除口腔分泌物，密切观察有无喘息、咳嗽及缺氧情况，如有喘憋、呼吸困难、发绀等情况发生，应抬高宝宝头、肩部，使其头偏向一侧并且立即通知医务人员。

（四）饮食指导

（1）选择富含营养、易消化的清淡饮食，有呼吸困难者，应少食多餐。

（2）适当多喂水，体温过高会引起呼吸增快，使水分消耗增加，宝宝常喝水可避免虚脱，还可稀释痰液，利于咳出。

（3）哺乳时必须取头高位或抱起喂，呛咳重者用滴管或小勺慢慢喂，以免进食用力或呛咳加重病情。

（五）心理指导

毛细支气管炎患者经积极治疗后可以痊愈，家属不必过于焦虑，要多陪伴并安抚宝宝，尽量满足宝宝的合理要求，鼓励宝宝表达和发挥主观能动性，积极采取措施缓解宝宝的焦虑、恐惧心理。

（六）用药指导

（1）遵医嘱按时按量喂药，勿私自加减及停药，避免因停药及剂量不当导致不良反应。

（2）使用解热剂后避免立即喂大量水，以免引起呕吐。半小时后可多喂水，以免大量出汗，引起虚脱。

（3）有多种口服药时，止咳祛痰口服液应最后服用，宝宝服用后半小时内暂时不进食进饮，以达到安抚呼吸道黏膜而止咳的目的。

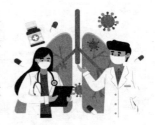

（4）雾化吸入时用面罩罩住口鼻，效果更佳；雾化吸入后为宝宝洗脸，喂少许温开水让其漱口，以免药物在局部沉积引起不良反应；雾化器用清洁冷水清洗，晾干。

第三节　肺炎

一、概述

肺炎是指不同病原体或其他因素（如吸入、过敏）所引起的肺部炎症，主要临床表现为发热、咳嗽、气促、呼吸困难和肺部固定性中、细湿啰音。其中支气管肺炎为儿童期最常见的肺炎。

二、病因

凡能引起上呼吸道感染的病原体均可能引起肺炎。

病原体侵入肺部后，引起支气管黏膜水肿，管腔狭窄，肺泡壁充血、水肿，肺泡腔内充满炎性渗出物，从而影响肺通气和肺换气，导致缺氧和二氧化碳潴留，使循环系统、消化系统、神经系统发生一系列改变，以及酸碱平衡失调和电解质紊乱。

三、健康指导

（一）环境与休息、活动指导

（1）保持室内环境安静、整洁，温度、湿度适宜，采光好，避免强光刺激。

（2）保持室内空气新鲜，避免在室内吸烟。

（3）保持口腔清洁，婴幼儿饮食后喂少量温开水以清洗口腔，年长儿饭后漱口。

（4）活动、休息：以安静卧床休息为主，取半卧位或头肩抬高，并常更换体位，防止窒息。剧烈活动会引起呼吸增快，不利于康复，因此要避免剧烈运动，避免大汗淋漓、湿背及受凉导致病情反复。

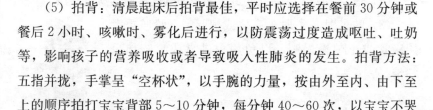

（5）拍背：清晨起床后拍背最佳，平时应选择在餐前 30 分钟或餐后 2 小时、咳嗽时、雾化后进行，以防震荡过度造成呕吐、吐奶等，影响孩子的营养吸收或者导致吸入性肺炎的发生。拍背方法：五指并拢，手掌呈"空杯状"，以手腕的力量，按由外至内、由下至上的顺序拍打宝宝背部 5~10 分钟，每分钟 40~60 次，以宝宝不哭闹为宜。

注意事项：①在拍打过程中注意拍打力度（以宝宝舒适、不哭闹为宜），边拍打边观察宝宝的面色、呼吸、鼻和口腔的分泌物，必要时吸痰。②拍打时应该用单层薄布（薄衣服）保护宝宝背部，避免直接拍打引起皮肤发红，也应避免覆盖物过厚而减弱拍打时的震荡效果。

（二）发热护理指导

当体温逐渐上升、四肢末梢欠暖和时，适当添衣加被保暖，或用热水泡脚和手，衣被不可过厚，以免影响机体散热，引起体温进一步升高。保持皮肤清洁，避免汗腺阻塞，可用温热水擦浴，及时更换被汗液浸湿的衣被。每 4 小时测量一次体温并准确记录，退热处置 1 小时后复测体温并注意有无新的症状出现，以防惊厥或体温骤降。

（三）病情观察指导

保持口腔清洁，及时清除口腔分泌物，密切观察有无喘息、咳嗽及缺氧情况，如有喘憋、呼吸困难、发绀等情况发生，应抬高宝宝头、肩部，使其头偏向一侧并立即通知医务人员。

（四）饮食指导

（1）选择富含营养、易消化的清淡饮食，有呼吸困难者，应少食多餐。

（2）适当多喂水，降低气道分泌物黏稠度，使其易被咳出。

（3）哺乳时必须取头高位或抱起喂，呛咳重者用滴管或小勺慢慢喂，以免用力进食或呛咳加重病情。

（五）心理指导

肺炎患者经积极治疗后可痊愈，家属不必过于担心，应多陪伴并安抚宝宝，尽量满足宝宝的合理要求，鼓励宝宝表达和发挥主观能动性，积极采取措施缓解宝宝的焦虑、恐惧心理。

（六）用药指导

（1）遵医嘱按时按量喂药，勿私自加减及停药，避免因停药及剂量不正确导致不良反应。

（2）使用解热剂后避免立即喂大量水，以免引起呕吐。半小时后可多喂水，以免大量出汗，引起虚脱。

（3）有多种口服药时，止咳祛痰口服液应最后用，宝宝服用后半小时内暂时不进食进饮，以达到安抚呼吸道黏膜而止咳的目的。

（4）雾化吸入时用面罩罩住口鼻，效果更佳；雾化吸入后为宝宝洗脸，喂少许温开水让其漱口，以免药物在局部沉积引起不良反应；雾化器用清洁冷水清洗，晾干。

（七）呼吸运动练习指导

鼓励年长的宝宝进行呼吸运动练习，以加强呼吸肌的功能。

腹部呼吸运动方法：平躺，双手放在身体两侧，膝弯曲，脚放平，用鼻连续吸气并放松腹部，胸部扩张，缩紧双唇，慢慢吐气，直到吐完。重复以上动作10次。

向前弯曲运动方法：坐在椅上，背伸直，头向前下低至膝部，使腹肌收缩，慢慢上升躯干并由鼻吸气，扩张上腹部，胸部保持直立不动，由口将气慢慢吐出。

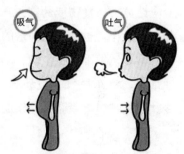

胸部扩张运动：坐在椅上，将手掌放在身体左右两侧的最下肋骨上，吸气，扩张下胸廓，然后由口吐气，收缩胸廓，用手掌下压肋骨，可将肺底部的空气排出。重复以上动作10次。

第四节　支气管哮喘

一、概述

支气管哮喘，简称"哮喘"，是一种由多种因素所致的慢性气道炎症，是以气道高反应性为特征的异质性疾病，临床表现为反复发作的喘息、咳嗽、气促、胸闷等症状。

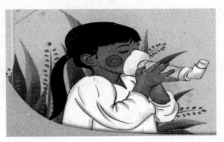

二、病因

哮喘的病因至今尚未完全清楚，其可能与遗传因素、免疫因素、精神因素、神经因素和内分泌因素有关。哮喘是一种多基因遗传病，其中过敏体质与本病有密切的关系，多数患儿以往有婴儿湿疹、变应性鼻炎、食物或药物过敏史，不少患儿有家族史。哮喘的形成和反复发作，也受环境因素的影响。

常见诱发因素：尘螨、动物的皮毛、蟑螂的粪便、残屑、花粉、油烟味、汽车尾气、被动吸烟、粉尘、呼吸道病毒感染、冷空气、冷饮、精神过度紧张、情绪激动、油漆、化妆品、药物、疾病等。

三、预后

儿童哮喘的预后较成人好，70％～80％患儿长大后病情不再反复，但仍可能存在不同程度的气道炎症和高反应性，30％～60％的患儿临床可以治愈。

四、住院健康指导

（一）环境与休息、活动指导

（1）保持环境安静、整洁，避免有害气味及强光刺激。

（2）保持气道通畅，缓解呼吸困难。

（3）体位：急性发作时，根据病情取半卧位或坐位；睡眠时抬高头，以肩部侧卧位为宜。

（4）活动、休息：以安静休息为主，适当活动。剧烈活动会使喘息加重、呼吸增快，不利于康复，因此要避免剧烈运动，避免大汗淋漓、湿背、受凉导致病情反复。

（5）翻身拍背：指导患儿家属学会翻身拍背，清除呼吸道分泌物。拍背的最佳时间：清晨起床后，平时应选择在餐前 30 分钟或餐后 2 小时、咳嗽时、雾化后进行，以防震荡过度造成呕吐、吐奶等，影响宝宝的营养吸收或者导致吸入性肺炎的发生。拍背方法：五指并拢，手掌呈"空杯状"，以手腕的力量，按由外至内、由下至上的顺序拍打宝宝的背部 5～10 分钟，每分钟 40～60 次，以宝宝不哭闹为宜。

注意事项：①在拍打过程中注意拍打力度（以宝宝舒适、不哭闹为宜），边拍打边观察宝宝的面色、呼吸、鼻和口腔的分泌物，必要时吸痰。②拍打时应该用单层薄布（薄衣服）保护宝宝背部，避免直接拍打引起皮肤发红，也应避免覆盖物过厚而降低叩击时的震荡效果。

（二）饮食指导

（1）选择清淡、易消化、富含营养与维生素的食物，多喂食水果、蔬菜，提高宝宝免疫力。若宝宝有食物过敏，则避免喂食易致过敏的食物及相关制品（如牛奶、鸡蛋、鱼虾等易致过敏的食物），以防止哮喘急性发作。

（2）适当喂水，降低气道分泌物黏稠度，使其易被咳出。

（三）心理指导

陪伴并安抚宝宝，尽量满足宝宝的合理要求，鼓励宝宝表达和发挥主观能动性，积极采取措施缓解宝宝的焦虑、恐惧心理。

（四）用药指导

（1）严格遵医嘱按时按量喂药，勿私自加减及停药，避免因停药及剂量不正确引起不良反应及病情加重。

（2）积极配合医生、护士予宝宝雾化吸入，促进宝宝早日康复。

（3）有多种口服药时，止咳祛痰口服液应最后用，宝宝服用后半小时内暂时不进食进饮，以达到安抚呼吸道黏膜而止咳的目的。

（4）雾化吸入时用面罩罩住口鼻，效果更佳；雾化吸入后为宝宝洗脸，喂少许温开水让其漱口，以免药物在局部沉积引起不良反应；雾化器用清洁冷水清洗，晾干。

（五）呼吸运动练习指导

鼓励年长的宝宝进行呼吸运动练习，以加强呼吸肌的功能，可采用腹部呼吸运动方法、向前弯曲运动方法和胸部扩张运动。

六、出院健康教育

（一）环境指导

尽量提供良好的休息及活动环境，保持室内空气新鲜，环境干净、整洁。注意室内通风换气，阳光充足，避免摆放花草，不铺地毯，不用毛毯，不让宝宝玩毛绒玩具，家里不养宠物等，并且要防尘、防螨、防霉，从而防止呼吸道感染及吸入过敏原。

（二）休息与活动指导

帮助宝宝养成良好的生活习惯，注意休息，保证充足的睡眠；恢复期尽量减少外出，不到人多、环境不好的地方，特别是春季，应适当减少户外活动，避免去花粉较多的地方，以防哮喘发作。适当运动，增强体质。

在哮喘达到控制水平时，无需避免体育活动。哮喘发作缓解2周后进行较轻的活动，缓解3个月后参加正常体育活动。对于哮喘达到良好控制水平的宝宝，可推荐多种类型的体育活动（如打篮球、游泳等）。

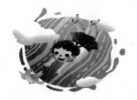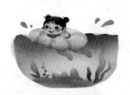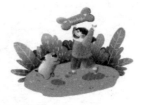

部分宝宝在剧烈运动前需要预防性使用缓解药（如使用速效缓解药物：万托林气雾剂）。

（三）饮食指导

帮助宝宝养成良好的饮食习惯，加强营养，选择清淡、易消化、富含营养与维生素的食物，多选择水果、蔬菜，提高免疫力。若有食物过敏，则避免进食容易导致过敏的食物及相关制品（如牛奶、鸡蛋、鱼虾、花生、芒果等易致过敏的食物），忌腌制食品，以防哮喘急性发作。适当多喂水，降低气道分泌物黏稠度，使其易被咳出。

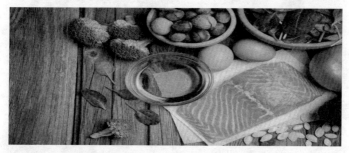

（四）心理指导

实行积极的家庭教育方式，家庭成员之间相互鼓励和爱护，减少宝宝心理问题和行为问题的发生，帮助宝宝形成良好的性格，减缓焦虑情绪，防止哮喘急性发作。鼓励宝宝多进行日常交往，参加集体活动，促进身心健康发展。

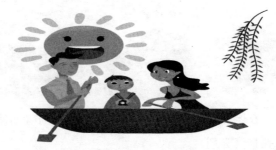

（五）教育和学习指导

儿童期是接受知识、接受教育的关键阶段。接受教育是每一个人的权力，任何人都不应该剥夺。就哮喘本身而言，是可由药物来控制的，因此哮喘儿童在学校里接受教育是不成问题的。

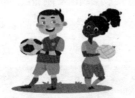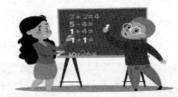

（六）用药指导

遵医嘱按时、按量、足疗程用药，勿私自加减及停药，避免因停药及减少剂量而影响治疗效果或引起不良反应，甚至造成病情加重。

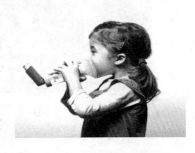

1. 家庭常用哮喘治疗药物分两大类：

（1）长期控制药物：如吸入性糖皮质激素、白三烯受体拮抗剂，具有抗炎作用。

（2）速效缓解药物：如 β_2 受体激动剂，可缓解气道痉挛。

2. 常用药物具体包括：

（1）雾化剂：布地奈德混悬液、沙丁胺醇雾化溶液或特布他林雾化液。

（2）气雾剂：布地奈德气雾剂、氟替卡松气雾剂、沙丁胺醇气雾剂。

（3）干粉剂：沙美特罗替卡松干粉（舒利迭）等。

（4）白三烯受体拮抗剂：孟鲁司特钠咀嚼片。

对于哮喘宝宝的治疗，家属需积极配合医生进行规范的吸纳治疗。出院时由护士讲解示范吸药方法，并考核家属是否正确掌握。

治疗期间不能擅自停药和改量；建议家属做好哮喘的家庭监测，在家庭中使用峰流速仪监测病情，每天早晚两次测试并记录哮喘日记。适时参加哮喘健康讲座。

（七）哮喘急性发作的预防及紧急处理指导

日常生活中要积极预防，减少或避免接触诱发哮喘发作的因素。

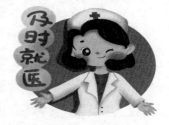

密切观察哮喘发作先兆症状，如胸闷、鼻咽痒、咳嗽、打喷嚏、流眼泪等，如出现症状应尽早采取相应处理措施。当患儿出现急性的虚弱症状，症状不能通过吸入支气管扩张剂迅速缓解时必须到医院就诊。

（八）哮喘专科随访指导

定期至哮喘专科随访，根据病情调整剂量。首次用药时，一般用药后 1 个月随访，其余长期用药者每 3 个月门诊随访一次。

遵照医护人员的指导准确用药、按时至门诊随访，复诊时要带上出院证及吸纳药物。

七、家庭管理

1. 建立医患伙伴关系，哮喘发作难以控制时应尽快就医。

2. 规范使用哮喘药物，掌握正确的吸纳方法，积极控制哮喘发作。

3. 评估和监测哮喘的严重程度,在家庭中长期监测最大呼气流量(使用峰流速仪),记好哮喘日记。

4. 避免接触过敏原,去除各种诱发因素,防止哮喘发作。哮喘的发生与天气密切相关,尤其在冬季和春季,气候多变,患儿需注意添加衣物,减少外出,防寒保暖;对带毛的动物过敏者,不要养宠物;家中尽量不用有强烈刺激性气味的物品,如香水;不要焚香;不用地毯;常洗床单、被套和枕套,并在阳光下曝晒,以防止螨类生存。另外,可购置防尘螨的床罩、床单、被套和枕套;定期开窗通风,保持室内空气新鲜,湿式扫除;不在室内刷漆、喷洒杀虫剂、清洁剂等;改善居住条件,避免潮湿环境。

5. 合理饮食,增加营养,改善体质。饮食应以清淡为主,少食多餐,做到均衡、适度和规律化。平时让宝宝多补充家禽类、牛奶及豆制品,还应多补充富含维生素 C 的食物,如柑橘、柚子、西红柿、菠菜、白菜等。少食肥肉、海鱼、虾蟹类。忌食烟、酒、浓茶、葱蒜、辣椒等。食物不宜过冷、过热、过甜、过咸。

6. 积极锻炼,增强体质,提高免疫力。锻炼要做到三点:一要量力而行,不可勉强;二要循序渐进,不可急于求成;三要持之以恒,不可一曝十寒。制定合适的运动方案:从简单的深呼吸运动开始,然后散步、慢跑、练气功等。锻炼时如出汗须及时擦干,以免受凉。同时教会患儿必要时在运动前使用支气管舒张剂,预防哮喘发作。

7. 加强护理。做好患儿的心理护理,避免过度紧张,提高患儿的心理承受能力和自我管理能力,增强其积极治疗的信心。

8. 加强哮喘知识的学习,有效掌握哮喘发作的早期征象、症状及适当的处理方法。

9. 坚持定期门诊随访。

第四章 消化系统疾病的健康教育

第一节 小儿腹泻

一、概述

小儿腹泻是由多种因素引起的以大便次数增多和大便性状改变为特点的消化道综合征，是我国婴幼儿常见的疾病之一。6个月至2岁的婴幼儿发病率较高。

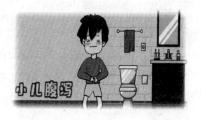

二、病因

（一）感染性腹泻

大多数病原微生物（病毒、细菌、真菌、寄生虫等）通过污染的水、食物、手传播而进入消化道，当机体的防御功能下降、大量微生物侵袭并产生毒力时，可发生腹泻。寒冷季节80%的小儿腹泻是由病毒感染引起，以轮状病毒感染为主。

（二）非感染性腹泻

1. 饮食因素。

（1）喂养不当：如喂养不定时、食物的质和量不合适、过早给予淀粉类或脂类食物等，均可引起腹泻。

（2）过敏因素：个别宝宝因对牛奶、大豆（豆浆）及某些食物成分过敏或不耐受而出现腹泻。

（3）其他因素：包括原发性或继发性双糖酶缺乏，乳糖酶活力降低，糖消化功能紊乱，均可引起腹泻。

2. 气候因素：气候突然变冷、腹部受凉使肠蠕动增加，天气过热致消化液分泌减少，或口渴时喝奶过多，都可诱发消化功能紊乱，从而引起腹泻。

三、健康指导

（一）环境与休息、活动指导

（1）保持室内环境安静、整洁，温度、湿度适宜，采光好，定时通风。感染性腹泻易流行，应注意床旁隔离，接触宝宝前后均要认真洗手，防止交叉感染。

（2）活动、休息：急性发作期以安静卧床休息为主，选用柔软布类尿布，便后用温热水清洗并保持干燥，勤换尿布；将宝宝产生的垃圾集中装在指定的垃圾袋里，并及时封闭袋口，防止交叉感染。

（二）饮食指导

（1）除严重呕吐者暂禁食4～6小时外，其余者均应进食。母乳喂养者继续哺乳，暂停辅食；人工喂养者，可喂以等量米汤或稀释的牛奶或无乳糖配方奶，腹泻次数减少后，给予半流质食物，如粥、面条等，少食多餐，待病情稳定和好转后，逐步过渡到正常饮食。

（2）加强饮食卫生，将食物完全煮熟，以利于消化，避免高脂肪的油煎、炸及熏制等加工食品。含纤维较多的蔬菜、水果等也不利于消化。

（三）发热护理指导

体温逐渐上升、四肢末梢欠暖和时，适当添衣加被保暖，或用热水泡脚和手，衣被不可过厚，以免影响机体散热，引起体温进一步升高。保持皮肤清洁，避免汗腺阻塞，可用温热水擦浴，及时更换被汗液浸湿的衣被。每 4 小时测量一次体温并准确记录，退热处置 1 小时后复测体温并注意有无新的症状出现。

（四）心理指导

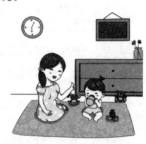

腹泻患儿经积极治疗后可以痊愈，家属不必过于焦虑，要多陪伴并安抚宝宝，尽量满足宝宝的合理要求，鼓励宝宝发挥主观能动性，积极采取措施缓解宝宝的焦虑、恐惧心理。

（五）用药指导

（1）遵医嘱按时按量用药，勿私自加减及停药，避免因停药及剂量不正确引起不良反应。

（2）口服补盐液应按照医嘱按量用温水稀释，并少量多次引用，避免因液体张力不正确导致不良反应；蒙脱石散在进食前半小时服用效果更佳。

（3）使用解热剂后避免立即喝大量水，以免引起呕吐，半小时后可多饮水，以免大量出汗，引起虚脱。

第二节　急性胰腺炎

一、概述

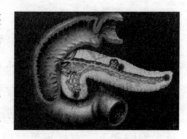

急性胰腺炎是指多种病因引起胰酶激活（自身消化作用），以胰腺局部炎症反应包括水肿、充血，或出血、坏死为主要特征，伴或不伴其他器官功能改变的疾病，临床主要表现

为腹痛、发热、恶心、呕吐等症状。

二、病因

成人的病因主要是胆石症和酗酒。儿童常见病因是感染、全身性疾病、外伤、药物诱导、胆管系统疾病和解剖异常，不同年龄阶段的主要病因不尽相同。

三、健康指导

（一）环境与休息、活动指导

1. 保持室内环境安静、整洁，温度、湿度适宜，采光好，避免强光刺激。

2. 活动、休息：急性发作期绝对卧床休息，予舒适卧位，侧卧屈膝位可缓解疼痛，协助翻身，加固床挡；发生呕吐时使患儿头偏向一侧，防止窒息，疼痛时做深呼吸、听轻音乐等转移注意力。

（二）饮食指导

1. 急性期应根据医嘱严格禁食，减轻疼痛和腹胀，促进康复，否则很容易导致病情反复和加重。宝宝口渴时可漱口，同时保持口腔清洁。

2. 病情得到控制并缓解后，先给予面汤或稀饭等流质、半流质饮食，逐步过渡到软食，从少量低脂、低糖饮食开始，逐渐恢复至正常饮食，少食多餐，细嚼慢咽，避免高脂肪、高蛋白食物及含纤维较多的蔬菜、水果等。

3. 患儿禁食期间，家属勿在患儿面前进食，避免患儿产生进食不合适食物的冲动而私自摄入，引起病情反复或加重。

（三）发热护理指导

体温逐渐上升、四肢末梢欠暖和时，适当添衣加被保暖，或用热水泡脚和手，衣被不可过厚，以免影响机体散热，引起体温进一步升高。保持皮肤清洁，避免汗腺阻塞，可用温热水擦浴，及时更换被汗液浸湿的衣被。每4小时测量一次体温并准确记录，退热处置1小时后复测体温。

（四）腹痛护理指导

密切观察、记录宝宝腹痛发生的时间、间隔时间、疼痛性质、次数，如果疼痛难忍，影响宝宝休息，立即告知医护人员，以及时处理。疼痛时让宝宝深呼吸、听轻音乐等转移注意力，家属多给宝宝心理安慰和支持也可减轻疼痛。

（五）心理指导

家属应鼓励宝宝发挥主观能动性，积极采取措施缓解宝宝的焦虑、紧张情绪，使其积极配合治疗，共同树立控制病情、战胜疾病的信心。

第三节 慢性胃炎

一、概述

胃炎是有害因子长期反复作用于胃黏膜引起损伤的结果，儿童慢性胃炎中以非萎缩性胃炎最为常见，占 90%～95%，萎缩性胃炎和特殊类型胃炎较为少见。

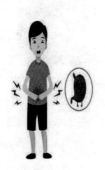

二、病因

慢性胃炎的病因迄今尚未完全明确，下列因素可能与慢性胃炎有关。

（1）幽门螺杆菌（*Helicobacter pylori*，Hp）感染：Hp 胃内感染是胃炎的主要病因，在活动性、重度胃炎中 Hp 检出率很高。慢性胃炎的家族聚集倾向也表明了 Hp 在家族成员间的传播。

（2）胆汁反流：各种原因引起的胃肠道动力异常、十二指肠胃反流，反流的胆盐刺激降低了胃黏膜对离子通透的屏障功能，使得胃液中氢离子得以反弥散进入胃黏膜引起炎症。

（3）长期食（服）用刺激性食物和药物：如食用粗糙、过硬、过冷、过热、辛辣的食物，经常暴饮暴食，饮浓茶、咖啡，服用阿司匹林等非甾体抗炎药及类固醇激素类药物。

（4）神经精神因素：持续精神紧张、压力过大，可使消化道激素分泌异常。

（5）全身慢性疾病：如慢性肾炎、尿毒症、重症糖尿病、肝胆系统疾病、类风湿关节炎、系统性红斑狼疮等。

（6）其他因素：如环境因素、遗传因素、免疫因素、营养因素等。

三、健康指导

（一）环境与休息、活动指导

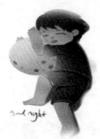

（1）保持室内环境安静、整洁，温度、湿度适宜，采光好，避免强光刺激。

（2）活动、休息：急性发作期以安静卧床休息为主，予侧卧屈膝位，可缓解疼痛；疼痛时让宝宝深呼吸、听轻音乐等转移注意力。病情缓解时，让宝宝进行适当锻炼，以增强免疫力。

（二）饮食指导

（1）给予高热量、高蛋白、高维生素、易消化的清淡饮食，摄取足够的营养，少食多餐，避免摄入过咸、过甜、过辣及生、冷、硬的刺激性食物，以免进一步损害胃肠黏膜。

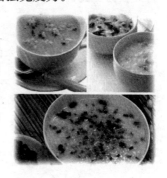

（2）制订饮食计划，改进烹饪技术，增加色、香、味，刺激宝宝食欲。

（3）加强饮食卫生，将食物完全煮熟，以利于消化，避免高脂肪的油煎、炸及熏制等加工食品。含纤维较多的蔬菜、水果等也不利于消化。

（三）心理指导

慢性胃炎可能长期持续存在，但多数无症状，家属应鼓励宝宝发挥主观能动性，积极采取措施缓解宝宝的焦虑情绪，使其积极配合治疗，共同树立控制病情、战胜疾病的信心。

（四）用药指导

（1）遵医嘱按时按量用药，勿私自加减及停药，避免因停药及剂量不正确引起不良反应。

（2）服用胶体铋剂如枸橼酸铋钾时，其在酸性环境中方起作用，故宜在餐前半小时服用。该药可使牙齿、舌头变黑，故可使用吸管直接吸入，部分患儿服药后出现便秘或粪便变黑，停药后可消失。

（3）服用抗菌药如阿莫西林时，观察有无皮疹等过敏反应。甲硝唑可引起恶心、呕吐等胃肠道反应，餐后半小时服用、多饮水可减轻不良反应。

第四节　炎症性肠病

一、概述

炎症性肠病是指原因不明的一组非特异性胃肠道炎症性疾病，临床表现为腹泻、腹痛，甚至会有血便。该病包括溃疡性结肠炎、克罗恩病和未定型结肠炎。

近年来，儿童炎症性肠病发病率有上升趋势，严重影响患儿的生长发育和生活质量，特别是克罗恩病，多在青少年期起病。炎症性肠病患儿的临床表现多以初发型为主，发病年龄越小，症状越严重。

二、病因

炎症性肠病的病因与发病机制至今仍未完全明确，但公认其为遗传因素、环境因素及免疫因素等多种因素综合作用的结果。

1. 遗传因素：本病发病呈明显种族差异和家族聚集性，其中白种人发病率最高，其次为美洲黑种人，亚洲人发病率最低。

2. 环境因素：各种环境因素如感染、吸烟、饮食、肠道菌群、居住地气候等均可能导致炎症性肠病。

3. 免疫因素：免疫失调在炎症性肠病的发病机制中有重要作用。

三、健康指导

（一）环境与休息、活动指导

（1）保持室内环境安静、整洁，温度、湿度适宜，定时通风换气，采光好，避免强光刺激。

（2）活动、休息：急性发作期以安静卧床休息为主，予舒适卧位，侧卧屈膝位可缓解腹部疼痛；疼痛时让宝宝深呼吸、听轻音乐等转移注意力；尽量减少探视，接触宝宝前后均要认真洗手，预防感染；注意卫生，勤剪指甲，给宝宝穿宽松、柔软的棉布内衣，大便后用温水清洗肛周并保持干燥，勤换尿布、内裤。

（二）饮食指导

（1）腹痛严重及出现肉眼血便时，遵医嘱禁食。

（2）营养治疗是炎症性肠病患儿治疗的重要措施之一，在轻、中度克罗恩病的诱导缓解中，尤其强调营养治疗的重要性。可以给予全肠内营养治疗，即停止经口进食，用多聚配方或要素配方经鼻胃管喂养；病情好转后，可给予高热量、高蛋白、高维生素、易消化的清淡、少渣饮食，以提供足够的营养，少食多餐，避免提供过咸、过甜、过辣及生、冷、硬的刺激性食物，以免进一步损害胃肠黏膜。

（三）心理指导

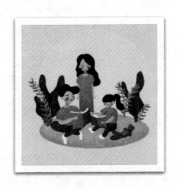

虽然炎症性肠病可治愈，但由于长期疾病的困扰，炎症性肠病患儿大多伴有情绪低落、自我评价低甚至抑郁等心理问题，因此家属应耐心陪伴患儿，减轻其心理负担，鼓励其发挥主观能动性，积极配合治疗，共同树立控制病情、战胜疾病的信心。

（四）用药指导

遵医嘱按时按量用药，勿私自加减或停药，避免因停药及剂量不正确导致不良反应。

第五节　婴儿胆汁淤积症

一、概述

婴儿胆汁淤积症是1岁以内婴儿（包括新生儿）由各种原因引起的肝细胞和（或）毛细胆管分泌功能障碍，或胆管病变导致的胆汁排泄减少或缺乏。临床主要

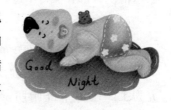

表现为高结合胆红素血症、粪便颜色改变、胆汁酸增加，可伴或不伴肝大、质地异常、肝功能异常，部分患儿还可伴皮肤瘙痒、营养不良等。

二、病因

（1）感染：TORCH（弓形虫、风疹、巨细胞、单纯疱疹）、EB病毒、柯萨奇病毒 B 组、埃可病毒、腺病毒、肝炎病毒、HIV、结核分枝杆菌、梅毒螺旋体等引起的感染。

（2）先天性代谢异常：碳水化合物、氨基酸、蛋白质、脂质、胆汁酸及胆红素代谢异常，以及 α_1-抗胰蛋白酶缺乏症。

（3）胆道闭锁、胆管扩张和肝内外胆管发育不良、毒性作用等。

三、健康指导

（一）环境与休息、活动指导

（1）保持室内环境安静、整洁，温度、湿度适宜，定时通风换气，保持空气新鲜，采光好，避免强光刺激。

（2）活动、休息：以卧床休息为主，保护性隔离，减少探视，接触宝宝前后均认真洗手，预防感染；血清胆红素增高会刺激机体产生瘙痒，同时可伴有脂肪腹泻，保持皮肤清洁能减轻瘙痒症状，利于休息；勤剪指甲，以防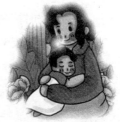抓破皮肤，加重感染；给宝宝穿宽松、柔软的棉布内衣，大便后用温水清洗臀部并保持干燥，勤换尿布，防止臀部发红、瘙痒。

（二）饮食指导

（1）明确代谢是否异常，必要时进行代谢干预，口服特殊食物。对母乳喂养的宝宝，正确添加辅食；对人工喂养的宝宝，以牛奶喂养为主，强化中链脂肪酸配方奶喂养，合理添加辅食，增强营养，补充多种维生素，促进肝功能的恢复。

（2）家属每次调配饮食前后应洗手，餐具要消毒，防止感染。

（3）进食困难的宝宝，可少食多餐。

（三）心理指导

大多数宝宝经过有效、及时的治疗可以痊愈，家属不必过于紧张、焦虑，要树立起战胜疾病的信心，并且耐心陪伴、安抚宝宝。

（四）用药指导

遵医嘱按时按量用药，勿私自加减或停药，避免因停药及剂量不正确引起不良反应。

第五章　循环系统疾病的健康教育

第一节　病毒性心肌炎

一、概述

病毒性心肌炎（viral myocarditis）是病毒侵犯心脏所致的，以心肌炎性病变为主要表现的疾病，部分患儿可伴有心包炎和心内膜炎。本病临床表现轻重不一，轻者预后大多良好，重者可发生心力衰竭、心源性休  克，甚至猝死。近年来，儿童病毒性心肌炎的发病率呈上升趋势，但重症患儿仍占少数。

二、临床表现

精神萎靡或烦躁不安、情绪低落、疲乏无力、食欲缺乏、恶心呕吐、腹痛、气促、心悸和心前区不适或胸痛。

三、健康指导

（一）饮食指导

给予清淡、易消化的高热量、高蛋白、高维生素饮食，少食多餐，多食新鲜蔬菜、水果（含维生素 C），不暴饮暴食。

（二）症状护理指导

胸闷、气促、心悸时应休息，必要时吸氧。对烦躁不安者可根据医嘱给予镇静剂。有心力衰竭时让患儿处于半卧位，尽量让其保持安静。使用洋地黄时，注意观察患儿有无心率过慢、恶心、呕吐等，如有上述症状，应及时汇报给医生，避免洋地黄中毒。

（三）休息与活动指导

急性期卧床休息，至体温稳定 3～4 周，待病情稳定后逐渐增加活动量。休息期继续限制活动量，一般总休息时间不得少于 6 个月。有心脏扩大、心力衰竭的患儿，应延长卧床时间，待心力衰竭得到控制、心脏情况好转后再逐渐开始活动。保持环境安静，限制探视，减少不必要的干扰，保证充分的休息和睡眠。避免情绪激动，避免用力排便，必要时应用开塞露通便。

（四）环境指导

保持室内干净、整洁，每天通风 1～2 小时。

（五）心理指导

患儿极易出现恐惧和紧张等不良情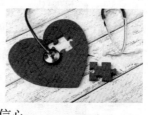绪，家属应给予患儿心理支持，及时对其进行心理疏导，通过玩玩具、播放动画片及儿歌的形式转移患儿注意力，使其情绪稳定，有良好睡眠，帮助其树立战胜疾病的信心。

（六）用药指导

遵医嘱给予营养心肌的药物，按时坚持用药。发生心源性休克，使用血管活性药物和扩张血管药物时，须准确控制滴速，家属勿自行调节，以免血压波动过大。

（七）出院健康教育

（1）轻者预后大多良好，患儿和家属不要过度焦虑、恐惧，注意休息。疾病流行期间尽量避免去公共场所。对于带抗心律失常药物出院的患儿，家属应了解药物的名称、剂量、使用方法及其副作用，并在患儿出院后定期到门诊随访。有胸闷、心悸等不适时，应及时复诊。

（2）妥善保存出院证，复诊时携带。

第二节　先天性心脏病

一、概述

先天性心脏病，简称"先心病"，是指胎儿时期心血管发育异常导致的心血管畸形，是小儿最常见的心脏病。常见类型：房间隔缺损、室间隔缺损、肺动脉狭窄、动脉导管未闭、大动脉错位、法洛四联症。

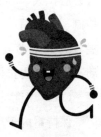

二、临床表现

皮肤、黏膜发绀，周围血管征，肺部啰音，肝脏增大，杵状指，胸廓畸形，听诊心脏时有杂音。

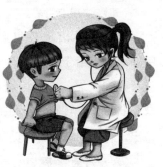

三、健康指导

（一）饮食指导

注意营养搭配，提供高能量、高蛋白质、高维生素的清淡、易消化饮食，少食多餐，及时添加辅食。对于喂养特别困难者，应补充足够的热量和蛋白质；对于心功能不全者，根据病情，选择无盐饮食或低盐饮食。

（二）皮肤护理指导

对于水肿患儿，给予无盐或少盐的易消化饮食。对于尿少者，遵医嘱给予利尿剂，每周测体重 2 次；严重水肿者，每天测体重1次，保持皮肤清洁。勤剪指甲，防擦伤、抓伤，预防感染。

（三）休息与活动指导

合理休息，避免剧烈活动，保持安静，避免哭闹，必要时遵医嘱给予患儿镇静剂。心功能不全的患儿须绝对卧床休息，取坐位或半坐卧位，避免情绪激动，保持大便通畅。制定合理的活动量，明确可耐受的活动强度和活动时间。

法洛四联症：患儿蹲踞时，不要强行拉起，应让其自然蹲踞和起立。若啼哭时、活动后、喂哺及排便时出现青紫或呼吸困难，引发昏迷、惊厥等脑缺氧的表现，应将患儿置于膝胸位，让其立即吸氧。患儿因出汗、发热、腹泻、呕吐等丢失体液时易形成血栓，要注意及时补充液体。

（四）环境指导

保持室内干净、整洁，每天通风1～2小时，保持空气清新，温度、湿度适宜。

（五）心理指导

受疾病影响，患儿极易出现恐惧和紧张等不良情绪，家属应给予患儿心理支持，及时对其进行心理疏导，通过玩玩具、播放动画片及儿歌的形式转移患儿注意力，使其情绪稳定，有良好睡眠，帮助其树立战胜疾病的信心。

（六）用药指导

遵医嘱用药，禁止随意加减或停药、换药等。如有不适，应及时就医。

（七）出院健康教育

（1）家长应安排好患儿作息时间，保证充足的睡眠，注意气候变化，及时增减衣物，避免受凉引起上呼吸道感染。观察有无心率增快、呼吸困难、水肿等表现，如有不适，应及时就医。

（2）预防感染，除了发生严重心力衰竭者，其余患儿均应按时预防接种。

（3）妥善保存出院证，复诊时携带。

【知识拓展】先天性心脏病介入手术治疗

一、术前护理

（一）饮食指导

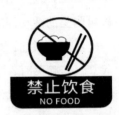

术前禁食 8 小时，禁饮 6 小时，以免术中呕吐，引起窒息。

（二）皮肤护理

术前一天清洁术区皮肤，包括腹股沟、会阴部等。准备无扣棉质开衫衣服，以便手术。

（三）休息与活动

术前晚保证充足睡眠。

（四）环境护理

保持室内干净、整洁，每天通风 1～2 小时，保持空气清新，温度适宜。

（五）心理护理

家属陪伴、安抚患儿，缓解或消除其紧张、恐惧等不良情绪。

（六）预防感染

注意增减衣物及个人卫生，预防感染。

（七）用药指导

服用阿司匹林后，应观察有无出血倾向。遵医嘱用药，禁止随意加减或停药、换药等。

（八）检查指导

按时完成所有的术前检查。

二、术后护理

(一) 饮食指导

术后禁食 6 小时或麻醉完全清醒后再进食。进食前先喝少许温开水，无呛咳和呕吐发生方可进食。

(二) 休息与活动

合理休息，术后去枕平卧 6 小时，股静脉穿刺者应卧床 12 小时，股动脉穿刺者应卧床 24 小时，以防局部形成血肿。卧床期间应定时轴线翻身，以防压疮。避免剧烈活动，以免封堵器脱落。

(三) 环境护理

保持室内干净、整洁，每天通风 1～2 小时，保持空气清新，温度适宜。

(四) 心理护理

家属应给予患儿心理支持，共同树立战胜疾病的信心。

(五) 用药指导

服用阿司匹林后，应观察有无出血倾向。遵医嘱用药，禁止随意加减或停药、换药等。

(六) 出院健康教育

(1) 遵医嘱用药，门诊随访病情，建议出院后 1 个月、3 个月、6 个月、12 个月及每年来院定期复查心脏情况（心脏超声及心电图）。如有不适，应及时就医。

(2) 半年内不剧烈活动，加强护理，防止受凉感冒，观察有无心率增快、呼吸困难、胸闷等表现，如有不适，应及时就医。

(3) 合理营养，定期进行儿童保健。

(4) 妥善保存出院证，复诊时携带。

第三节　心律失常

一、概述

心律失常是指心脏冲动的频率、节律、起源部位、传导速度或激动次序的异常。根据发生的快慢，心律失常可分为快速性心律失常和缓慢性心律失常。

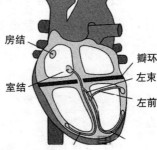

二、临床表现

患儿表现为心律不齐、心慌、胸闷、心悸；发作呈短暂性、间歇性或持续性。

三、健康指导

（一）饮食指导

给予清淡、易消化的高热量、高蛋白、高维生素饮食，少食多餐，多提供新鲜蔬菜、水果（富含维生素 C），不暴饮暴食，避免提供刺激性食物，如咖啡、浓茶，避免饱餐，预防低钾血症。

（二）休息与活动指导

嘱患儿当心律失常发作导致心慌、胸闷、心悸时，采取高枕卧位、半卧位或其他舒适卧位，尽量避免左侧卧位。嘱患儿勿单独外出，防止意外。

（三）环境指导

保持环境安静、舒适，集中进行治疗。观察心律不齐等症状，以便及时采取必要的治疗护理措施；保持大便通畅，防止便秘，心动过速患儿应避免排便时屏气，以免加重病情。

（四）心理指导

受疾病影响，患儿极易出现恐惧和紧张等不良情绪，家属应给予患儿心理支持，及时对其进行心理疏导，通过患儿喜欢的形式转移其注意力，使其情绪保持稳定，有良好睡眠，树立战胜疾病的信心，避免情绪紧张、激动导致心律失常。

（五）用药指导

遵医嘱按时服用抗心律失常药物，不可擅自减量、停药或改用其他药物。如有不适，应及时就医。

（六）出院健康教育

（1）密切观察和记录患儿精神状态、面色、心率、呼吸、体温、血压等情况，如有异常，应及时就医。注意休息，保证睡眠。根据医嘱，出院1个月、3个月、6个月、1年到医院门诊随访。

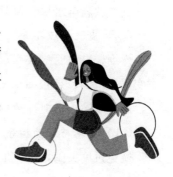

（2）妥善保存出院证，复诊时携带。

第四节　血管瘤

一、概述

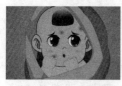

　　幼儿血管瘤是一种先天性脉管发育异常，病理学上属于错构瘤而非真性肿瘤，是婴幼儿期常见的良性血管肿瘤。

二、临床表现

1. 毛细血管瘤：与皮肤表面平齐或稍隆起，边界清楚，形状不规则，大小不等。

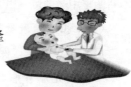

2. 海绵状血管瘤：表浅的肿瘤表面皮肤或黏膜呈青紫色。深部者皮肤颜色正常。

3. 蔓状血管瘤：扪之有搏动感与震颤感，听诊有吹风样杂音。治疗：手术切除、放射治疗、冷冻治疗、药物治疗等。多数可治愈。

三、健康指导

（一）饮食指导

避免低血糖发生，按时哺乳，给予高蛋白、高维生素、低动物脂肪、易消化的食物及新鲜水果、蔬菜，保证营养。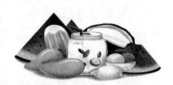

（二）皮肤护理指导

详细记录血管瘤类型、发生部位、表面颜色、形态大小，以及病变累及范围、是否高出皮肤表面等，保持局部皮肤清洁，预防感染、避免摩擦、搔抓导致皮肤出血，穿着应宽松、透气、柔软。

（三）休息与活动指导

避免过度哭闹，以免加重病情。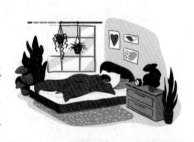

（四）心理指导

受疾病影响，患儿极易出现恐惧和紧张等不良情绪，家属应及时予以心理支持，让宝宝积极治疗，以便尽早恢复面部美观度。

（五）用药指导

按照医嘱给予患儿药物，观察患儿有无呕吐，防止漏服。根据医嘱不断调整用药剂量。患儿服药期间定时复查心电图、血压、血糖等。

（六）出院健康教育

（1）合理营养，保证睡眠。

（2）婴儿血管瘤具有特征性非线性生长模式：出生后 6 个月

内，特别是前 8～12 周生长最快，部分前期病变在出生时就已存在，节段性和巨大局灶性血管瘤生长期可延长到 2～3 岁，多 1 岁后进入消退期，常持续 3～8 年或更长。家属应遵医嘱按时让宝宝服药及至门诊随访瘤体的颜色、大小、部位。

（3）密切观察用药反应，如有不适，应及时就医。

（4）妥善保存出院证，复诊时携带。

第六章　血液系统疾病的健康教育

第一节　白血病

一、概述

白血病（leukemia）是造血组织中某一血细胞系统过度增生，浸润到各组织和器官，从而引起一系列症状的恶性血液病，是我国十分常见的小儿恶性肿瘤。

二、临床表现

主要表现为发热、出血、贫血，以及肝、脾、淋巴结不同程度肿大和骨关节痛等。

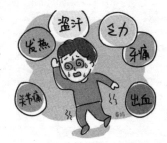

三、健康指导

（一）饮食指导

合理饮食，给予高蛋白、高维生素、高热量的清淡、易消化饮食，忌具刺激性及坚硬的食物，注意饮食卫生，食具应消毒。化学药物治疗期间患儿如有恶心、呕吐症状，可以少食多餐，避免过冷、过热及辛辣食物，避免高脂肪食物。如患儿有厌食症状，宜少食多餐，多进食高热量食物，家属要营造愉快的就餐氛围，使食物的色、香、味多样化，并与孩子共同进食。

（二）皮肤、口腔护理指导

保持皮肤及口腔清洁，每天晨起及饭后用漱口液漱口，刷牙用软毛刷。大便后用温开水清洁并坐浴，预防肛周脓肿。患儿应穿着宽松、透气、柔软的衣服，勤剪指甲，防止擦伤、抓伤，如有破溃，立即告知医务人员，及时处理，防止出血及感染。

（三）休息与活动指导

合理安排活动与休息，防止活动过度或卧床过多，有发热、出血、贫血时需卧床休息；保持大便通畅，避免用力排便，以防出血。

（四）环境指导

保持室内干净、整洁，每天通风 1～2 小时，有条件者应进行空气消毒，及时进行被褥、床单以及贴身衣物的更换，勿去人群聚集处，出门戴口罩，接触患儿前认真洗手，必要时以手部消毒液消毒，预防感染。

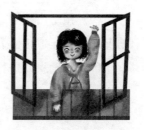

（五）心理指导

受疾病及药物的影响，患儿可能出现脱发，极易出现恐惧和紧张等不良情绪，家属应给予患儿心理支持，及时对其进行心理疏导，关心体贴患儿，使其拥有良好睡眠，树立战胜疾病的信心。

（六）用药指导

遵医嘱按时按量用药，禁止随意加减或停药、换药等。如有不适，应及时就医，定期门诊随访。

（七）出院健康教育

（1）遵医嘱用药，勿自行加减或停药、换药等。

（2）注意休息，加强营养，选择优质蛋白饮食，避免到人群聚集

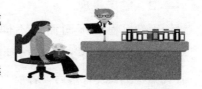

地，避免感冒。监测生命体征，高热者及时降温处理，但禁用乙醇擦浴，观察有无牙龈肿痛、咽痛，皮肤有无破溃，肛周、外阴有无异常，如有不适，应及时就医。

（3）按时到医院继续治疗，可电话预约。

（4）留置 PICC 的患儿应定期到医院进行导管维护，如出现导管滑脱、回血、断裂、敷贴松脱等情况，应及时按指导要求采取相应处理措施并立即就医，进行进一步处理。

（5）免疫功能低下者，应避免接种水痘、麻疹及脊髓灰质炎等减毒活疫苗。

（6）预防出血和感染，有出血及感染征象时应及时就医，紧急情况下可用压迫止血方法。

（7）鼓励患儿进行适宜的体格锻炼，增强免疫力。

第二节　地中海贫血

一、概述

地中海贫血（thalassemia）又称海洋性贫血、珠蛋白生成障碍性贫血，是遗传性贫血中的一组疾病。本病以地中海沿岸国家和东南亚各国多见，我国长江以南各省也有报道，北方较少见。可进行遗传咨询，以便产前诊断。

二、临床表现

因贫血程度不同而有不同表现：轻者可无或仅有轻度贫血貌，如皮肤、黏膜苍白；重者可表现为严重贫血，肝、脾肿大，皮肤黄染，生长发育落后，骨骼改变甚至高输出性心力衰竭。

三、健康指导

（一）饮食指导

合理喂养，选择高蛋白、高维生素、营
养丰富的食物，多饮水，保持大便通畅。

（二）休息与活动指导

合理安排休息与活动，轻者一般不需要严格限制活动，活动量
以不感到疲劳、不加重症状为宜，重者应卧床休息、吸氧、保
暖，日常生活中需要帮助。

（三）环境指导

保持室内干净、整洁，患儿应穿着宽松、透气、柔软的衣
服，及时进行被褥、床单以及贴身衣物的更换。

（四）用药指导

定期输血，维持血红蛋白≥90g/L；遵医嘱准确服用祛铁剂，防
止铁过载。如有不适，应及时就医。

（五）出院健康教育

学会监测，患儿如有面色苍白、头晕、乏力等症状，应及时就
医，遵出院证明所述，定期门诊随访。

第三节　特发性血小板减少性紫癜

一、概述

特发性血小板减少性紫癜（idiopathic thrombocytopenic
purpura，ITP），又称免疫性血小板减少性紫癜，是一种免疫介导的
血小板被过度破坏所致的出血性疾病，是小儿十分常见的出血性疾
病。其主要临床特点为皮肤、黏膜自发性出血，血小板减少，束臂

试验阳性，出血时间延长和血块收缩不良，骨髓巨核细胞数量正常或减少。

二、临床表现

急性型多见于婴幼儿，发病前 1～3 周患儿常有急性病毒感染史，以自发性皮肤、黏膜出血为突出表现，多为针尖大小出血点，遍布全身，以四肢多见，常有鼻出血、牙龈出血。

慢性型多见于学龄儿童，出血症状相对较轻，主要为皮肤、黏膜出血，可持续或反复发作。

三、健康指导

（一）饮食指导

合理饮食，选择清淡、易消化饮食，避免进食具刺激性、坚硬食物。

（二）皮肤护理指导

加强个人卫生，避免感染。口腔、鼻腔出血者应加强口腔护理，每天漱口 3～4 次，选择软毛牙刷刷牙。保持皮肤清洁，勤剪指甲，防止擦伤、抓伤，如有破溃，应立即告知医务人员，及时处理，防止出血及感染。

（三）休息与活动指导

注意休息，预防出血，避免剧烈活动，必要时绝对卧床休息，保持大便通畅，避免用力大便导致出血，避免烦躁、哭闹，以免加重出血。对鼻出血者，可予以鼻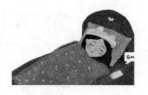部冷敷，指压鼻窦部；对局部血肿者，可予以局部加压包扎、冷敷、制动。

（四）环境指导

保持室内干净、整洁，每天通风 1～2 小时，患儿应穿着宽松、透气、柔软的衣服，及时进行被褥、床单以及贴身衣物的更换。

（五）心理指导

受疾病影响，患儿极易出现恐惧和紧张等不良情绪，家属应给予患儿心理支持，及时对其进行心理疏导，使其有良好睡眠，树立战胜疾病的信心。

（六）用药指导

遵医嘱用药，禁止随意加减或停药、换药等，忌服阿司匹林类药物。如有不适，应及时就医。

（七）出院健康教育

（1）遵医嘱用药，勿自行加减或停药、换药等。

（2）注意休息，加强营养，选择优质蛋白饮食，避免到人群聚集地，避免感冒。监测生命体征，观察神志、面色，以及全身淤点、淤斑及其增减情况。观察有无躁动、

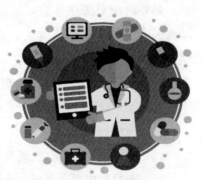

嗜睡、头痛、呕吐、昏迷、双瞳孔不等大等颅内出血表现；观察有无腹痛、便血等消化道出血表现；观察有无血尿、腰痛等泌尿道出血表现。若有病情变化，应及时就医。

（3）预防外伤，避免出血。家属应学会识别出血征象，学会压迫止血方法。

第四节 血友病

一、概述

血友病（hemophilia）是一组 X 连锁隐性遗传性出血性疾病，其临床特点为终生轻微损伤后长时间出血。

二、健康指导

（一）预防出血

增强保护意识，采取预防性措施，如禁食坚硬的食物，减少外伤出血，必要时绝对卧床休息，定期输注凝血因子。尽量避免肌内注射、深部组织穿刺，必须穿刺时，需选用小针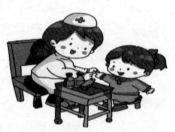头，拔针后延长按压时间，以免出血和形成深部血肿。尽量避免手术，必须手术时，应在术前、术中、术后补充所缺乏的凝血因子。

（二）识别出血征象

（1）观察全身淤点、淤斑及血肿增减情况；

（2）观察颅内出血表现：头痛、呕吐、烦躁、视物模糊等；

（3）观察消化道出血表现：腹痛、便血等；

（4）观察泌尿道出血表现：血尿、腰痛等。

（三）止血

（1）对口腔黏膜出血者，给予局部压迫止血；对鼻出血者，给予鼻部冷敷，指压鼻窦部。

（2）对关节内出血或局部血肿者，进行制动、冷敷，抬高患肢。

（四）饮食指导

选择易消化、高营养的软食或流质饮食，消化道出血者遵医嘱禁食。

（五）心理指导

关心安慰患儿，避免因其烦躁、哭闹而加重出血。

（六）用药指导

禁用影响血小板功能的药物。

（七）康复锻炼指导

关节出血停止、肿痛消失后，要逐渐增加活动量，以防止关节畸形，重者行康复训练，严重关节畸形者可进行手术治疗。鼓励患儿规律、适度地进行体格锻炼和运动，增强关节周围肌肉的力量和强度，延缓出血或使出血局限化。

（八）出院健康教育

（1）血友病患儿预防关节畸形的关键在于减少关节出血的次数，明确诊断后尽早规范输注凝血因子。门诊儿科血液专科长期随访，定期输注凝血因子。

（2）预防外伤，避免出血。若有病情变化，应及时就医。

（3）妥善保管出院证，复诊时带上。

（4）开展遗传咨询，了解血友病的遗传规律和筛查基因携带者的重要性。

第五节　再生障碍性贫血

一、概述

再生障碍性贫血（aplastic anemia，AA），是一组由多种因素所致的骨髓造血功能衰竭综合征，以骨髓造血细胞增生减低和外周血全血细胞减少为特征，临床以贫血、出血和感染为主要表现。

二、健康指导

（一）饮食指导

合理饮食，选择高蛋白、高营养的清淡、易消化饮食，避免进食刺激性、坚硬食物，消化道出血者应禁食。

（二）环境指导

保持室内干净、整洁，每天通风 1～2 小时，患儿应穿着宽松、透气、柔软的衣服，及时进行被褥、床单以及贴身衣物的更换。

（三）皮肤、口腔护理指导

正确的洗手，加强皮肤、黏膜及开口器官的护理，每天漱口 3～4 次，选择软毛牙刷刷牙，必要时坐浴。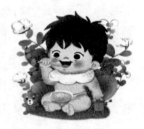

（四）预防出血

学会自我保护，避免剧烈运动及碰伤，必要时绝对卧床休息。

（五）止血

对口腔黏膜出血者，遵医嘱及时给予局部压迫止血；对鼻出血者，可给予鼻部冷敷，指压鼻窦部；对关节内出血或局部血肿者，让其卧床休息，抬高患肢，冷敷，制动。

（六）心理指导

帮助患儿树立战胜疾病的信心，关心安慰患儿，避免因其烦躁、哭闹而加重出血。

（七）出院健康教育

遵医嘱用药，切勿自行加减或停药、换药等，定期门诊随访。

第七章 泌尿系统疾病的健康教育

第一节 急性肾小球肾炎

一、概述

急性肾小球肾炎是指一组病因不明，临床表现多为急性起病，多有前驱感染，以血尿、水肿、高血压伴不同程度蛋白尿或肾功能不全等的肾小球疾病，在5～14岁儿童中多见。

二、健康指导

（一）饮食指导

对于伴水肿、高血压、少尿的患儿，应适当限制盐和水分的摄入，以 60mg/（kg·d）为宜；对伴氮质血症者，适当限制蛋白质，以优质蛋白食物如鸡肉、鱼肉等为主，氮质血症消除后恢复蛋白质供给。

（二）休息与活动指导

起病2周内患儿应卧床休息，水肿消退、血压降至正常后，可下床轻微活动，血沉正常后可上学，但应避免重体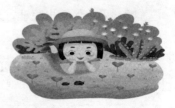

力活动，尿沉渣绝对计数正常后可恢复正常活动。

（三）心理指导

急性肾小球肾炎是一种自限性疾病，多数能治愈，家属不必太过担心，要注意急性期让患儿休息，限制活动、饮食，进行正规治疗等。

（四）预防感染

减少链球菌感染是预防急性肾小球肾炎的关键，一旦发生上呼吸道感染或皮肤感染等，应及早用抗生素治疗，链球菌感染后 1～3 周应定期检查尿常规。

（五）用药指导

遵医嘱按时按量用药，不能擅自加减或停药、换药；在服用利尿剂期间，观察患儿尿量、水肿、体重等情况并及时记录；在服用降压药期间，避免患儿突然站立，防止直立性低血压。

（六）出院健康教育

（1）急性肾小球肾炎患儿用药时间长，需规范治疗，门诊长期随访及管理。长期随访检查尿常规、肝肾功能、电解质、血糖、血脂、甲状腺功能、血压等。前期每周一次，如有不适，随时就诊，后根据病情调整随访时间。

（2）注意休息，加强营养，选择低盐、优质蛋白饮食，避免到人群聚集地，避免感冒。

（3）遵医嘱用药，根据病情调整用量。

（4）若病情发生变化，应及时就医。

（5）妥善保管出院证，复诊时带上。

第二节　泌尿道感染

一、概述

泌尿道感染是指病原体直接侵入尿路，在尿液中生长繁殖并侵犯尿路黏膜或组织而引起的损伤。按病原体侵袭的部位，泌尿道感染分为肾盂肾炎、膀胱炎、尿道炎，肾盂肾炎又称为上尿路感染，膀胱炎、尿道炎合称下尿路感染，儿童期常统称为泌尿道感染。

二、健康指导

（一）饮食指导

急性期鼓励患儿多饮水，增加尿量，以冲洗尿道、减少细菌在尿道的停留时间，促进细菌和毒素的排出，降低肾髓质和乳头部的渗透压，阻碍细菌的繁殖。

（二）休息与活动指导

急性期让患儿多休息，促进康复。

（三）心理指导

家长们不必太过担心，要给予患儿心理支持，多鼓励患儿。

（四）预防感染

注意患儿的生活护理，幼儿不穿开裆裤，婴儿勤换尿布，便后清洗臀部，保持清洁。女孩清洗外阴时从前向后擦洗，单独使用洁具，防止肠道细菌污染尿道。

（五）用药指导

遵医嘱应用抗菌药物，注意药物的副作用，如口服抗菌药者可出现恶心、呕吐、食欲减退等症状。饭后服药，服用磺胺时多饮水，并注意有无血尿、尿少等情况。如果患儿体温超过 38.5℃，应及时口服布洛芬和物理降温，并多饮水，及时擦干汗液，更换被汗液浸湿的衣服。

（六）出院健康教育

（1）定期门诊复查尿常规和中段尿培养。

（2）注意休息，加强营养，避免到人群聚集地，避免感冒。

（3）遵医嘱用药。

（4）婴儿勤换尿布，幼儿尽量不穿开裆裤并勤换内裤。

（5）若病情发生变化，应及时就医。

（6）妥善保管出院证，复诊时带上。

第三节　肾病综合征

一、概述

肾病综合征是一组由多种原因引起肾小球基底膜通透性增加，导致血浆内大量蛋白质从尿液中丢失的临床综合征，多见于学龄前儿童，3～5岁为发病高峰期，男孩多于女孩。肾病综合征按病因可分为原发性肾病综合征、继发性肾病综合征和先天性肾病综合征，原发性肾病综合征占儿童期肾病综合征总数的90%。

二、健康指导

（一）饮食指导

以优质蛋白（乳类、蛋类、鱼类、家禽类等）、少量脂肪、足量碳水化合物及高维生素饮食为主，糖类占40%～60%，热量依宝宝年龄不同而不同，其中糖类一般为多糖和纤维。可增加富含可溶性纤维的饮食，如燕麦、豆类；脂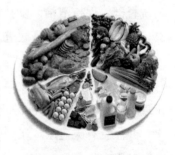
肪以植物脂肪为主，植物油约占50%；大量蛋白尿期间，蛋白质摄入量不宜过多，以免加重肾小球负担，以1.5～2g/（kg·d）为宜，尿蛋白消失后长期使用糖皮质激素期间应多补充蛋白质；水和盐一般不必限制，但水肿时，应限制钠的摄入（1～2g/d），严重水肿时，钠的摄入低于1g/d，水肿明显好转后应逐渐增加钠的摄入量；足量激素治疗时应每天补充维生素D 400U和钙800～1200mg。

（二）休息与活动指导

肾病综合征患儿一般不需要严格限制活动，严重水肿和高血压时需卧床休息，以减轻心脏和肾脏负担，但卧床期间应经常变换体位，以防发生血管栓塞，病情缓解后可逐渐增加活动量，但不要过度劳累，以免病情反复，活动期应休学。

（三）心理指导

多给予患儿心理支持，使其保持良好的情绪，恢复期可组织一些轻松的娱乐活动，适当安排学习，以增强信心，积极配合治疗。活动时注意安全，避免奔跑、打闹，以防摔伤、骨折。

（四）预防感染

感染是儿童肾病综合征复发的常见因素和十分常见的并发症，预防感染至关重要。要做好保护性隔离，住院期间减少探视人数，尽量避免到人多的公共场所；加强水肿皮肤的护理，剪短指甲，保持皮肤清洁、干燥；保持床单位清洁、整齐；经常翻身、臀部和四肢受压部位用棉圈或气垫床，水肿的阴囊可用棉垫或吊带托起；皮肤破溃处可用碘伏擦拭，预防感染。

做好会阴部清洁工作，每天用 1∶10 稀释碘伏坐浴 1～2 次，预防尿路感染，注意监测体温。

（五）用药指导

糖皮质激素是治疗肾病综合征的首选药物，应坚持按计划用药，同时做好激素使用期间的护理工作。要遵医嘱按时按量用药，不能擅自加减或停药、换药；要学会监测药物不良反应，如有不适，应及时就医，并定期门诊随访。

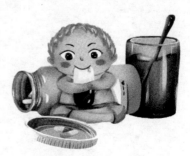

（六）出院健康教育

（1）肾病综合征患儿用药时间长，需规范治疗，门诊长期随访及管理。长期随访检查尿常规、肝肾功能、电解质、血糖、血脂、甲状腺功能、血压等。前期每周一次，如有不适，随时就诊，后根据病情调整随访时间。

（2）注意休息，加强营养，选择低盐、优质蛋白饮食，避免到人群聚集地，避免感冒。若有病情变化，应及时就医。

（3）遵医嘱用药，后根据病情调整用量。

（4）使用激素治疗期间有较多副作用，如库欣综合征、满月脸、向心性肥胖、电解质紊乱、高血压、儿童生长发育受抑制等，但不可自行停药，以免引起停药后综合征等。治疗期间可能出现激素不敏感或耐药、复发等，如治疗效果不好，需及时完善肾脏活检，调整治疗方案等。

（5）肾病综合征患儿在治疗和随访过程中，容易出现感染、高凝、电解质紊乱、肾上腺危象、急性肾衰竭等，需要密切观察，及时就医。

（6）妥善保管出院证，复诊时带上。

第八章　内分泌系统疾病的健康教育

第一节　生长激素缺乏症

一、概述

生长激素缺乏症又称垂体性侏儒症，是垂体前叶合成和分泌的生长激素部分或完全缺乏，或结构异常、受体缺陷等引起的生长发育障碍，可致使患儿身高低于同年龄、同性别、同地区正常儿童平均身高 2 个标准差以上或低于正常儿童生长曲线第 3 百分位数，又称矮小症。

二、健康指导

（一）饮食指导

生长激素治疗可使患儿生长发育速度加快、食欲增加，应注意及时补充足够的营养物质及维生素，特别注意维生素 D 及铁剂的补充。如出现头痛、呕吐、视野缺损及视神经受压迫导致的颅内肿瘤症状，应及时就医。

（二）心理指导

家属应关注患儿的心理状态，运用沟通交流技巧，与患儿建立良好的信任关系，鼓励患儿表达自己的情感和想法，提供其与他人及社会交往的机会，帮助其正确地看待自我形象的改变，形成正向的自我概念。

（三）用药指导

使用基因重组人生长激素（Recombinant human growth hormone，rhGH）及其他激素的治疗，于晚上睡前进行皮下注射。在用 rhGH 治疗过程中可出现甲状腺素缺乏，故须监测甲状腺功能。少数患儿出现注射局部红肿，与 rhGH 制剂纯度不够及个体反应有关，停药后可消失。生长激素替代疗法在骨骺愈合以前均有效，使用时应注意药物的用量。若使用促合成代谢激素，应注意其毒副作用。此类药物有一定的肝毒性和雄激素作用，有促使骨骺提前愈合而使身高过矮的可能，因此须定期复查肝功能，严密随访骨龄发育情况。

（四）出院健康教育

学会生长激素药物使用方法及不良反应的观察方法。治疗过程中定期随访，家属每 3 个月为患儿测量身高、体重 1 次，并记录在生长发育曲线上，以观察疗效。用药后，一般患儿生长加速、食欲增加、肌肉容量增加、脂肪减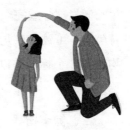少、体能和认识能力有所改善。在开始治疗后 1～2 年，身高增长很快，以后减速。治疗后患儿能否达到正常成人的高度，与开始治疗的年龄有关。使用生长激素替代疗法时，需坚持遵医嘱用药。

第二节　糖尿病

一、概述

糖尿病是胰岛素绝对或相对不足引起糖、脂肪、蛋白质代谢紊乱，致使血糖增高、尿糖增加的一种病症，临床表现为多饮、多尿、多食和消瘦。

糖尿病是终身疾病，患儿及家长应熟悉各项治疗及护理措施，学会血糖和尿糖监测方法，控制好血糖，特别是预防低血糖（它的危害比高血糖更大），减少各种急、慢性并发症的发生。

二、健康指导

（一）饮食治疗

遵循总量控制、定时定量、少糖少盐、高纤低脂的原则。根据患儿的年龄、身高、体重、营养状况及饮食习惯，制定个体化糖尿病饮食方案。少食高热量、高脂肪食物，如各式糖果、巧克力、奶油、油炸食品、洋快餐等，主食要粗细搭配，适当多选择些新鲜果蔬（如黄瓜、西红柿、冬瓜等热量低的食物）、瘦肉、鱼类等食品。饮食中注意蛋白质、碳水化合物、脂肪的分配。碳水化合物以粗粮、米饭、无糖馒头为宜。食物严格称重后烹制，烹饪多采用蒸、煮、烧、凉拌等方式。不得随意增减食物，若患儿有饥饿感，可适量增加黄瓜、西红柿等。

早餐、中餐、晚餐的热量应分别占总热量的 20％、40％、40％，每餐中间可进食些点心。每天进餐应定时定量，勿吃额外食品。当患儿活动量增加时可给予少量加餐或适当减少胰岛素的用量。

（三）运动指导

运动有利于血糖的控制，根据患儿年龄及运动能力制定运动处方。患儿应坚持长期进行规律性的有氧运动，可以每天参加 1 小时左右的中等强度锻炼，如跳绳、慢跑、快走、爬山、郊游、散步、游泳、骑自行车及进行球类运动等，不要让患儿以看电视、玩电脑代替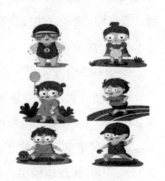

课余锻炼。运动前后可适量加餐或减少胰岛素用量。运动不当或运动过度会对身体造成伤害，正确科学的运动方法很关键。一般在进餐 1 小时后运动，2～3 小时以内为宜，严禁空腹状态下运动。

（四）血糖监测

不同的情况	监测频率	监测时间
血糖控制差或病情危重	4～7 次/天	餐前、餐后 2 小时、睡前、夜间、其他时间（具体时间请遵医嘱）。注：其他时间是指出现低血糖症状、剧烈运动前后、尝试新的饮食方案、不规律进餐、情绪波动、自己感觉不适等特殊情况下
病情已稳定或已达到血糖控制目标	≥3 天/周	
刚开始胰岛素治疗	≥5 次/天	
进行生活方式干预	5～7 次/周	

低血糖患儿会出现的症状：心跳加快、冒冷汗、发抖、四肢无力、强烈的饥饿感、头晕、视物模糊、头痛、眩晕、焦虑不安。救治低血糖患儿的方法：出现低血糖症状后，及时检测血糖，并补充适量糖果或食物，如 1 杯果汁、2～4 颗糖、5～6 块饼干等。若出现意识昏迷或自救 15 分钟后低血糖未缓解，需立即送医院救治。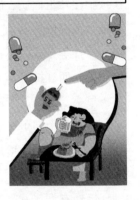

（五）用药指导

常用药物治疗：皮下注射胰岛素，口服降糖药。

（1）胰岛素治疗注意事项：未开瓶胰岛素或胰岛素笔芯应储藏在 2℃～8℃冰箱里，切勿冰冻，有效期见瓶身。已开封的瓶装胰岛素或胰岛素笔芯可存放于室温环境（25℃以下，最高温度不超过 30℃），不需放在冰箱里。开封后的胰岛素的使用时间是有限的，第一次开启瓶装胰岛素时应在瓶身记录开瓶时间。每次注射后必须卸下针头保存，否则当温度变化时就会有药液从针头漏出。

有计划地按顺序在股前部、腹部、上臂外侧、臀部注射。每次注射时需轮换部位，与上次注射点至少保持 2cm 的距离。

（2）遵医嘱给药，经二人查对药量后进行注射，抽吸时摇匀并避免剧烈震荡。遵医嘱定期门诊随访：内分泌科门诊随访，定期复查血糖、尿糖、糖化血红蛋白，据血糖调整胰岛素剂量（1～2 周一次，稳定后 2～3 个月一次），定期检查心、肝、肾、眼等重要器官。

（六）出院健康教育

（1）合理营养，加强锻炼。为了避免低血糖的发生，锻炼最好选择在进餐 1 小时后，以 2～3 小时为宜，并携带糖块、饼干等。保证睡眠。

（2）按时监测血糖，同时做好家庭记录，包括饮食、胰岛素注射次数和剂量、血糖，一定要在医生的指导下用药。

（3）内分泌科门诊随访，定期复查血糖、尿糖、糖化血红蛋白，据血糖调整胰岛素剂量（1～2 周一次，稳定后 2～3 个月一次），定期检查心、肝、肾、眼等重要器官。

（4）安置胰岛素泵的患儿应定期更换注射管道，观察注射部位皮肤情况，如有不适，应及时就医。

（5）患儿随身携带糖块及病情卡片，卡片上写明姓名、住址、病名、胰岛素注射量、医院名称及负责医师等，以便发生并发症时可立即救治。

第三节　性早熟

一、概述

性早熟是指女童在 8 岁前、男童在 9 岁前出现第二性征，或任何性发育特征出现年龄较正常儿童平均年龄提前 2 个标准差以上，女孩多见。

二、健康指导

（一）饮食指导

在日常生活中，避免反季节水果、蔬菜的摄入；避免进食雌激素含量较高的食物，如蜂王浆、人参、豆浆等；也不要过多摄入人工养殖的虾，尽量避免油炸类食品，特别是炸鸡、炸薯条和炸薯片等；尽可能避免含添加剂多的食物。不要使用含有性激素的护肤品，如黄体酮、避孕药等成人用药，家长在服用后一定要妥善放置，避免孩子乱吃误服。

（二）心理指导

随着性发育征象的出现，孩子的身心将发生许多变化，心理压力变大，易产生孤独、抑郁、焦虑等情绪，甚至有攻击或破坏性行为。在治疗过程中应多鼓励、帮助孩子处理好心理上的矛盾，解除其思想顾虑，使其积极配合治疗。根据孩子年龄及所处的文化背景，进行适时、适量、适度的性教育，使他们能够正确对待自身变化，了解青春期的保健知识。

（三）用药指导

促性腺激素释放激素类似物治疗可延缓骨骺愈合，应尽早使用，注意掌握药物剂量及副作用，注射前轻轻摇动药瓶，现配现用，注射时选用较大针头并经常更换注射部位。

（四）出院健康教育

（1）定期门诊随访，如有不适，应及时就医。

（2）合理营养，加强锻炼，保证睡眠。

（3）密切观察用药反应，如有不适，应及时就医。

第九章　免疫系统疾病的健康教育

第一节　皮肤黏膜淋巴结综合征

一、概述

皮肤黏膜淋巴结综合征又称川崎病，是一种以全身血管炎为主要病变的小儿急性发热出疹性疾病，表现为发热，皮肤、黏膜病损和淋巴结肿大。男孩多于女孩。

二、临床表现

以学龄前和学龄期多见，一年四季均可发病，春秋两季居多。患儿出现持续 1～2 周的稽留热或弛张热，皮疹，手足皮肤硬性水肿，指、趾关节呈梭形肿胀，并有疼痛和关节强直；双眼球结膜充血，但无脓性分泌物及流泪；舌乳头突起呈杨梅舌；颈部淋巴结非化脓性肿大。

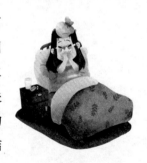

三、健康指导

（一）饮食指导

给予清淡的高热量、高维生素、高蛋白的流质或半流质饮食，鼓励患儿适当饮水。观察口腔黏膜病损情况，每天口腔护理 2～3 次，晨起、睡前、餐前、餐后漱口，以保持口腔清洁，防止继发感染与增进食欲。

（二）皮肤指导

保持皮肤清洁，衣被质地柔软，以减少对皮肤的刺激。每次便后清洁臀部。勤剪指甲，以免抓伤、擦伤。对半脱的痂皮应用干净剪刀剪除，切忌强行撕脱，以防出血和继发感染。每天用生理盐水洗眼1~2次，也可涂眼膏，以保持眼部清洁，预防感染。口唇干裂时，可涂护唇油；口腔溃疡时，可涂碘甘油，消炎止痛。

（三）休息与活动指导

急性期患儿应绝对卧床休息。

（四）环境指导

病室应保持适当的温度、湿度。

（五）心理指导

受疾病影响，患儿极易出现恐惧和紧张等不良情绪，家属应给予患儿心理支持，及时对其进行心理疏导，通过玩玩具、播放动画片及儿歌的形式转移患儿注意力，使其情绪稳定，有良好睡眠，树立战胜疾病的信心。

（六）用药指导

遵医嘱使用丙种球蛋白时注意观察有无过敏，口服阿司匹林时注意观察有无出血倾向，禁止随意加减或停药、换药等。

（七）出院健康教育

1. 遵医嘱用药，勿自行加减或停药、换药等。

2. 出院后1个月、3个月、6个月、1年、2年复查心脏彩超，若随访中出现冠状动脉扩张，则据冠状动脉异常情况制定治疗及随访方案。

3. 出院11个月内不接种麻疹、腮腺炎、风疹和水痘等活病毒疫苗。

第二节 过敏性紫癜

一、概述

过敏性紫癜又称舒－亨综合征，是儿童期常见的以小血管炎或毛细血管炎为主要病理改变的系统性血管炎，主要表现有非血小板减少性皮肤紫癜、胃肠道症状、关节肿痛、肾脏损害等，可同时伴发血管神经性水肿、荨麻疹等其他过敏表现。

二、临床表现

以学龄前和学龄期多见，一年四季均可发病，春秋两季居多。食物、药物、微生物均可诱发本病。发病前1～3周患儿多有上呼吸道感染史，开始有皮肤及黏膜出现紫癜，一般出现在下肢关节及臀部，呈对称分布，压之不褪色，高于皮肤表面。

有的患儿以腹绞痛或头痛为主要临床表现，可有关节症状，多在数天内消失，不留关节畸形。30％～60％的患儿也会有肾脏损害，出现血尿、蛋白尿、管型尿，伴有血压增高。

三、健康指导

（一）饮食指导

应注意合理饮食，避免暴饮暴食，不可食用花生、海带、蟹、虾、鱼、鸡蛋、牛奶等容易引发过敏反应的食物，以及韭菜、葱、生蒜、辣椒等刺激性食物。发作期应注意选择清淡、少渣、易消化的食物，如果有明显的上消化道出血症状，则应避免吃过热食物，进食少渣流质饮食，严重者禁食。

（二）皮肤护理指导

观察皮疹形态、数量、部位，是否反复出现。保持皮肤清洁，勤剪指甲，防擦伤、抓伤，如有破溃，立即告知医务人员，及时处理，防止出血及感染。

（三）休息与活动指导

休息有助于病情好转，急性发作期患儿应卧床休息，病情好转后可遵医嘱适当增加活动量。

（四）环境指导

保持室内干净、整洁，每天通风1～2小时。室内不可摆放鲜花。患儿应穿着宽松、透气、柔软的衣服，及时进行被褥、床单以及贴身衣物的更换。

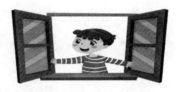

（五）心理指导

受疾病影响，患儿极易出现恐惧和紧张等不良情绪，家属应给予患儿心理支持，及时对其进行心理疏导，通过玩玩具、播放动画片及儿歌的形式转移患儿注意力，使其情绪稳定，有良好睡眠，树立战胜疾病的信心。

（六）用药指导

遵循医嘱用药，禁止随意加减或停药、换药等。如有不适，应及时就医，定期门诊随访。

（七）遵医嘱定期门诊随访

1. 遵医嘱用药，门诊长期随访病情及检查。随访小便常规至少6个月（建议前2个月每周一次，如无异常，据情况调整为1～3个月一次）。

2. 皮疹易反复，自然病程1～2个月，少数可长达数月，甚至1年以上。过敏性紫癜的远期预后取决于肾脏是否受累及程度，肾脏病变常迁延，可持续数月或数年。

3. 过敏性紫癜发病机制尚不清楚，建议居家休息，避免感染，可选择易消化饮食，适当减少活动范围，减少过敏机会，不要剧烈运动。单纯皮疹无伴随症状者可门诊随访观察，如出现关节肿痛、腹痛、血尿、蛋白尿，需要住院治疗。

4. 紫癜性肾炎患儿病程可达数月至数年，临床类型及病理类型不一，病情轻重不一。单纯血尿患儿应长期随访，特别关注水肿、高血压和肾外症状，定期完善血常规、尿常规、24小时尿蛋白定量、肾功能和泌尿系统 B 超检查。血尿、蛋白尿型患儿需长期随访尿蛋白定量，若肾脏受累严重，需完善肾穿刺活检。

第十章　神经系统疾病的健康教育

第一节　癫痫

一、概述

癫痫，俗称"羊癫疯"或"羊儿疯"，是小儿神经系统十分常见的疾病之一，表现为大脑神经元过度异常放电引起的突然的、短暂的症状或体征，包括意识异常、运动异常、感觉异常，以及精神障碍及功能障碍。世界各国临床观察证实，只要给予合理治疗，75%～80%的癫痫患儿能够康复。

二、病因

常见病因包括发热、疲劳、饥饿、便秘、惊吓、受凉、睡眠不足、过度劳累、声光刺激等。

三、辅助检查

脑电图最重要，常规脑电图痫性放电检出率为30%，视频脑电图痫性放电检出率为70%～80%。

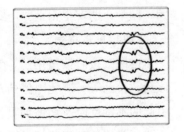

四、健康指导

（一）饮食指导

多摄入酸性食物。酸性食物能为人体提供丰富的维生素 C、维

生素 B_6 等，有利于神经递质的合成，从而改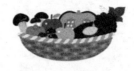
善癫痫患儿症状，特别是原发性癫痫患儿的一
些神经递质缺乏，减少癫痫的发作。传统食物
中酸性食物大致有花生、核桃、猪肉、牛肉、鸡、鸭、鱼、虾、蛋
类等。根据情况适当调整食谱，合理搭配。高浓度的钠盐可使神经
元过度放电，诱发癫痫，故应少盐饮食。

禁食的食物：刺激性油煎、肥腻食物。

（二）休息与活动指导

生活应有规律，保证充足的睡眠，睡前勿进行剧烈活动，避免
长时间观看电视及电脑。癫痫患儿应进行轻、中度的体力劳动和体
育运动，增强抵抗力和免疫力。较大患儿勿单独进行游泳等活
动，长时间疲劳、精神过度紧张也是诱发癫痫的主要因素。

（三）心理指导

由于很多老师和学生对癫痫不太了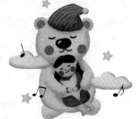
解，当患儿癫痫发作时，老师和学生不知所
措，所以癫痫患儿易产生孤立感，怀疑自我
存在的价值，并产生负面情绪。孩子的身心
要有良好的发展，除了家人的关心，肯接纳及体谅他们的老师、校
园、同学、朋友也很重要，要做好沟通，以减少患儿受到的伤害。

（四）用药指导

遵医嘱按时按量用药，勿私自加减及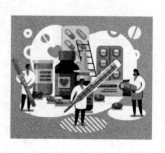
停药、换药等，避免因停药及剂量不正确
引起的不良反应及病情加重。家属需了解
患儿所服用抗癫痫药物的不良反应，如服
药期间出现疲乏、头疼、恶心、呕吐、皮
疹等不适，切勿私自停药，应及时与随防

医生沟通。遵医嘱按时随防，复查肝肾功能、血药浓度及视频脑电图。

（五）发作时护理指导

当患儿发生抽搐时，立即使其平卧，松开衣领，头转向一侧，以利于呼吸道分泌物及呕吐物排出，保持呼吸道通畅。抽搐时不要灌药，以防窒息，且不能强制性按压患者四肢，试图制止抽搐而减少患儿的痛苦，因过分用力易造

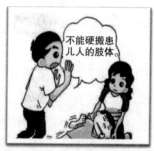

成骨折和肌肉拉伤，反而会增加患者的痛苦。详细记录患儿发病时的表现、发作时间、持续时间、间隔时间、恢复意识时间与状况、有无大小便失禁等（情况允许下在记录以上发病表现时，可用手机录像），供医生参考。如癫痫持续发作，应立即就近就医。

不恰当的做法：采用掐人中的办法，希望以此来终止患者的发作。抽搐是大脑过度放电所致，一旦发作，不能控制，只能等放电终止。

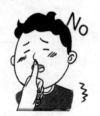

第二节　病毒性脑炎

一、概述

病毒性脑炎是多种病毒感染引起的颅内急性炎症，病变部位主要累及脑实质。多种病毒感染均可引起脑炎，80％为肠道病毒（柯萨奇病毒、埃可病毒）感染，其次为单纯疱疹病毒、腮腺炎病毒、和虫媒病毒感染。表现为发热、头痛、恶心、呕吐、烦躁不安、易激惹、嗜睡、抽搐；多数患儿病程呈良性，预后较好。

二、健康指导

(一)疾病护理指导

对于发热的患儿,鼓励其多饮温开水,体温超过 38.5℃时,及时给予物理降温(应用退热贴或温水擦浴)或者遵医嘱用药物降温(如口服布洛芬),观察降温效果。出汗多时及时更换衣服,及时用毛巾擦干,注意保暖,防止受凉。保持室内安静,减少人员走动,避免声光刺激,温度保持在 18℃~22℃,每天定时开窗通风 2 次。注意患儿安全,专人守护,惊厥发作时或烦躁时防止跌倒、坠床、舌咬伤等的发生。患儿呕吐、抽搐时头偏向一侧,防止窒息和误吸;呕吐后勿立即进食,避免再次呕吐。

(二)饮食指导

给予高蛋白、高热量、高维生素的易消化流质、半流质饮食,注意补充水分。患儿恶心、呕吐停止后先少量进食豆浆、稀饭、肉汤等,逐渐过渡到稀面条、糊汤面等易消化的半流质清淡饮食。恢复期多吃水果、蔬菜,避免进食葱、姜、辣椒等辛辣刺激性食物,食欲恢复后可适当进食瘦肉、鸡蛋等高蛋白类食物。

(三)休息与活动指导

避免剧烈活动,保证充足睡眠。若体力很弱可在床上锻炼,能下床活动者开始时可在床旁活动。

(四)心理指导

良好的心理状态对疾病康复具有重要意义,家属应给予患儿心理支持。

(五)腰椎穿刺术护理指导

术后去枕平卧 6 小时,不可抬高头部,多饮水,观察腰椎穿刺部位有无渗血,嘱患儿 24 小时内不淋浴,保持穿刺部位纱布干燥。

（六）肢体功能恢复指导

对于瘫痪者，肢体保持功能位，病情稳定后及早帮助患儿进行肢体的被动或主动功能锻炼，注意循序渐进。

（七）用药指导

输注甘露醇时需密切监测局部有无肿胀、疼痛，避免渗漏引起皮肤坏死。使用止惊镇静药物期间加强监护，避免下床行走引起跌倒。

第三节　化脓性脑膜炎

一、概述

化脓性脑膜炎是指各种化脓性细菌引起的软脑膜炎症，是小儿时期常见的中枢神经系统感染性疾病，以婴幼儿发病居多，典型临床表现为发热、头痛、呕吐、囟门饱满、面色灰白、烦躁不安、精神萎靡、昏睡、嗜睡、惊厥。致病菌可通过多种侵入脑膜，最常见的是致病菌通过体内感染灶（如上呼吸道、胃肠黏膜、新生儿皮肤、脐部等）经血流传播。

二、健康指导

（一）疾病护理指导

1. 体温的观察。患儿体温发生变化时往往会精神欠佳、呼吸增快、皮肤干热、怕冷、寒战、四肢末梢凉、肢端皮肤发花和发绀，要特别注意体温变化，平均每半小时到 1 小时测量一次体温，尤其是有过惊厥史的患儿。家中常备退热药（如布洛芬滴剂），体温下降困难时及时就医。

2. 惊厥时的紧急处理。当患儿出现高热惊厥时，家属应首先保持镇静，避免喊叫、摇晃患儿，立即让患儿平卧，头偏向一侧，松开衣领，保持呼吸道通畅，及时清除口鼻内分泌物及呕吐物，避免误吸；上下牙间置帕子或牙垫，避免舌咬伤；牙关紧闭时，不要强行撬开，以避免损伤牙齿，肢体抽搐时，避免强行按压、牵拉，以免造成骨折或脱臼，应迅速送往医院就诊。

（二）饮食指导

保证充足的营养，给予高热量、高蛋白、高维生素的易消化的清淡流质或半流质饮食，如蛋黄、牛奶、鱼类、水果、蔬菜等，根据病情恰当选择补充营养的方式。对频繁呕吐者，应注意观察呕吐情况，耐心喂养，少食多餐，防止呕吐发生。

（三）休息与活动指导

避免剧烈活动，生活有规律，保证足够的睡眠和休息。

（四）心理指导

良好的心理状态对疾病康复具有重要意义，家属应给予患儿心理支持。帮助患儿积极防治上呼吸道、消化道等感染性疾病。患儿意识清醒，常因呼吸、咳痰和翻身困难而心情烦躁、紧张，以及出现周身乏困不适。家属应多安慰鼓励，让患儿认真配合治疗，与疾病做斗争，以便尽快康复。

（五）用药指导

输注甘露醇时需密切监护局部有无肿胀、疼痛，避免渗漏引起皮肤坏死。使用止惊镇静药物期间加强监护，避免下床行走引起跌倒。

第四节　急性感染性多发性神经根神经炎

一、概述

急性感染性多发性神经根神经炎又称格林-巴利综合征，为急性炎性脱髓鞘性多发神经根神经炎，是一种自身免疫性疾病，是以神经根、外周神经损害为主（尤其前根多见而明显），也常累及脑神经，伴有脑脊液中蛋白-细胞分离的综合征。发病前 2 周患儿可出现胃肠道或呼吸道感染症状，也有患儿有疫苗接种史，表现为四肢肌肉瘫痪，伴有四肢手套、袜套感觉异样或障碍，主要危险因素是呼吸肌麻痹。

二、健康指导

（一）饮食指导

如无进食困难，可选用高热量、高蛋白、高维生素的无刺激、易消化食物，尤其注意补充维生素 B_{12}。如出现吞咽困难，应在医护人员帮助下及早予以鼻饲流质饮食。合理的饮食有利于身体的早日康复。

多食含维生素 B_1、维生素 E 的食物：酵母、肝、豆类、糙米、燕麦等。

多食蛋白类食物：牛肉、羊肉、鸡肉、鱼肉、蛋类、水果等。

多食脂类食物：蛋黄、黄生、核桃、猪脑等。

（二）休息与功能锻炼指导

避免剧烈活动，保证充足睡眠，可预防心肌受损。早期进行肢体功能锻炼，由大关节至小关节，进行伸缩活动、肌肉按摩。

保证患儿肢体轻度伸展，帮助患儿被动活动，防止肌萎缩、足下垂、爪形手等，必要时用 T 形板固定双足。

（三）家庭护理指导

家庭中应注意个人卫生，保持患儿的床单清洁、干燥；便后要及时清洁臀部，避免污物污染及潮湿，勤换衣物。

患儿因四肢软瘫、生活不能自理，容易产生褥疮，为避免局部组织长期受压，应定时翻身，一般 2 小时一次，每天按摩骨隆突处，促进血液循环。

（四）心理指导

良好的心理状态对疾病康复具有重要意义，家人应给予心理支持。患儿意识清醒，常因呼吸、咳痰和翻身困难而心情烦躁、紧张，周身出现乏困不适。应多安慰鼓励患儿，帮助其翻身、咳痰，增强战胜疾病的信 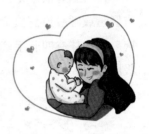 心。患儿应认真配合治疗，与疾病做斗争，以尽早康复。本病发展较快，患儿一般很难接受，因此必须认真为患儿做好心理护理，帮助其正确认识本病。鼓励患儿加强功能锻炼，以便早日康复。

（五）用药指导

遵医嘱按时按量用药，勿私自加减及停药、换药等，避免因停药及剂量不正确引起不良反应及病情加重。定期门诊随访，复诊时带上出院证及剩余的药物。

第五节　面瘫

一、概述

面瘫是指由中枢性或周围性面神经疾病或损伤所致的面部肌肉失神经性瘫痪。面瘫可分为中枢性面瘫与周围性面瘫。

二、健康指导

（一）生活护理指导

1. 保持室内干燥、清洁，床单位整洁。

2. 保持心情舒畅，积极配合治疗。外出时可戴口罩、围巾或使用其他可有效改善自身形象的恰当修饰。

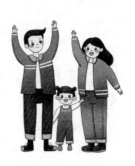

3. 每晚用温水热敷面部，促进血运，疏通经络。每晚睡前用热水泡脚并进行足底按摩。

4. 眼睑闭合不全者，平时外出或睡眠时应戴眼罩，睡前涂眼膏（注意过敏），防止角膜炎或暴露性结膜炎。

5. 用抗生素眼药水滴眼，每天数次，防止患侧眼球干燥及感染。

6. 多吃水果、蔬菜，保持大便通畅。

7. 急性期充分休息，避免去人多、空气污浊的场所，避免受风、受寒，加重病情。

（二）饮食指导

1. 注意保持饮食清淡、营养丰富，多食瘦肉、豆类、骨肉汤等，主食尽量以半流食或软食为主。有味觉障碍的患儿应注意食物的冷热度，以防烫伤口腔黏膜。忌吃生、冷、硬及辛辣刺激性食物。保持口腔清洁，饭后及时漱口，防止患侧食物残留。

2. 治疗期间，忌生冷油腻、辛辣刺激性食物，以及不易消化食物、热性补药等。

3. 多食新鲜蔬菜、粗粮，如黄豆制品、南瓜、玉米、洋葱、苦瓜、丝瓜、冬瓜、黄瓜、甜瓜、香蕉等。

（三）预防指导

1. 盛夏要避免因为贪凉而让空调、电扇直接对着吹。

2. 如出现症状，应及早就医，避免发展成难治性面瘫。

3. 面瘫的治疗需要一定的时间，不要急躁。

（四）休息与活动指导

1. 加强体育锻炼，增强体质：每天早睡早起，适当活动身

体，合理规律作息，增强机体抵
抗力。

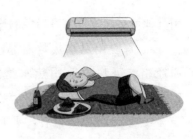

2. 不用冷水洗脸，避免直接吹
风，注意气候变化，及时添加衣
物，防止感冒。

（五）用药指导

出院后遵医嘱按时按量用药，勿
私自加减及停药，避免因停药及剂量不正确引起不良反应及病情加
重。定期门诊随访，复诊时带上出院证及剩余药物。

第十一章　常见急重症的健康教育

第一节　重症脑炎

一、概述

重症脑炎为中枢神经系统急性炎症，由多种病毒引起。本病多具有自限性。

病理变化：入侵的病毒对脑组织造成破坏。

二、临床表现

多数脑炎患儿起病急，体温高达 38.4℃～40.0℃，并有轻微的意识和人格改变，随后病情缓慢进展，精神症状突出，如注意力涣散、反应迟钝、言语减少、情感淡漠和表情呆滞，呆坐或卧床，行动懒散，甚至生活不能自理。

神经症状：偏瘫、偏盲、失语、眼肌麻痹、多动等。多数患儿有意识障碍，可有嗜睡、昏睡、昏迷等。只要长期坚持合理的治疗，重症脑炎是可以治愈的。

三、健康指导

1. 用药指导：本病的治疗是应用抗病毒药物、激素等，对症治疗。高热可引起惊厥，可用物理降温或药物降温，苯巴比妥或安定可预防或控制惊厥。可用20%甘露醇减轻脑水肿。

2. 护理指导：教会患儿配合腰椎穿刺术，术后采取去枕平卧位

6 小时，预防脑压过低引起头痛；绝对卧床休息是治疗重症脑炎的重要护理措施，对控制颅压增高有很大意义。嘱患儿头痛时在床上使用大小便器，如需吸氧，介绍吸氧的目的及注意事项。

患儿长期卧床易引起便秘，如用力排便，会造成颅内压增高，有一定的危险性，应多吃粗纤维食物，促进胃肠蠕动，促进排便；应用脱水剂时，补充钾盐、水等。

3. 安全指导：病床加护栏防坠床，躁动或惊厥时防舌咬伤，床头备压舌板或开口器，必要时给予适当约束，家属不能离开床旁。

4. 饮食指导：脑炎是慢性消耗性疾病，应给予患儿高蛋白、富含钙、维生素的食物，如牛奶、鸡蛋、豆类、瘦肉等，以增强抵抗力，增进机体的修复能力；或给予高热量易消化流质或半流质饮食，少食多餐。频繁呕吐者应静脉补液，昏迷或吞咽困难者应鼻饲。

5. 心理指导：脑炎患儿病程较长，且易反复，应让患儿树立战胜疾病的信心，积极接受治疗。向患儿耐心解释病情，用温和的语言鼓励患儿，使其消除紧张、焦虑情绪，保持良好的心态，积极配合治疗。

6. 运动指导：保持肢体功能位，及早按摩患儿肢体肌肉及帮助患儿做伸缩运动。对恢复期患儿，鼓励并协助其进行主动肢体功能锻炼。活动时要循序渐进、注意安全，避免碰伤。

第二节　严重脓毒症

一、概述

严重脓毒症是指脓毒症伴有器官功能障碍、组织灌注不良或低血压。脓毒症其实是机体发生感染过程中的一个晚期状态，有局部化脓性灶伴毒血症，病原体尚未进入血液时的病症，是目前导致儿童死亡的主要原因之一。

二、临床表现

（一）感染阶段

当细菌或病毒等致病微生物侵入机体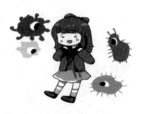后，机体会做出对抗性反应，即炎症反应，常表现为红肿、发热、疼痛。如侵入呼吸道，可能引起咽痛、发热等。

（二）菌血症阶段

若侵入的细菌或病毒毒力太强，或宝宝抵抗力太差，它们就会进一步深入，逐渐进入血液循环，这往往是感染扩散的开始，因为血液循环会通往全身各处，可能把病原体感染灶带往全身各处，导致机体炎症反应增加。

（三）败血症阶段

当病原体进入血液时，如果没控制好，这些病原体就可能在血液中成功地安营扎寨，繁衍生息。血液中繁衍出的大量病原体会引发机体强烈的炎症反应，如白细胞、C反应蛋白水平升高，此时宝宝可能持续发热，有全身感染中毒的一些表现，此时已发展为败血症，很危险了。

（四）脓毒症阶段

此阶段败血症引起局部感染播散，病原体和机体的炎症反应会随着血液到达很远的地方，甚至是全身各处。

（五）脓毒性休克阶段

如果全身性炎症反应无法控制，说明脓毒症较为严重，宝宝的重要器官也会受到影响，导致氧运输障碍、细胞能量代谢障碍、组织低灌注，甚至多个脏器功能障碍等，这就是脓毒性休克了。

在脓毒性休克阶段，宝宝的表现会有个变化过程：从刚开始的表情淡漠，反应迟钝，面色苍白，发青或暗紫，心跳、呼吸过快，到后来的精神逐渐变差，嗜睡、昏迷、四肢瘫软无力、被动体位、四肢冰凉、少尿或无尿等。

三、并发症

常见的并发症包括休克、急性肺损伤、急性呼吸窘迫综合征、深静脉血栓形成、应激性溃疡、代谢性酸中毒、弥漫性血管内凝血、多器官功能不全等。

四、饮食指导

提倡健康饮食，避免进食容易引起肠道感染的不洁食物，避免暴饮暴食，养成勤洗手的好习惯，少食多餐，以清淡、易消化食物为主。

五、预后

严重脓毒症患儿病情凶险，病死率高。研究表明，出现脏器衰竭、休克、多重感染、严重的潜在疾病的患儿预后较差。

第三节　烧伤

一、概述

烧伤一般是指热力，包括热液（水、汤、油等）、蒸汽、高温气体、火焰、炽热金属液体或固体（如钢水、钢锭）等引起的组织损伤，主要指皮肤和（或）黏膜损伤，严重者也可伤及皮下和（或）黏膜下组织，如肌肉、骨、关节，甚至内脏。烫伤是由热液、蒸汽等引起的组织损伤，是热力烧伤的一种。

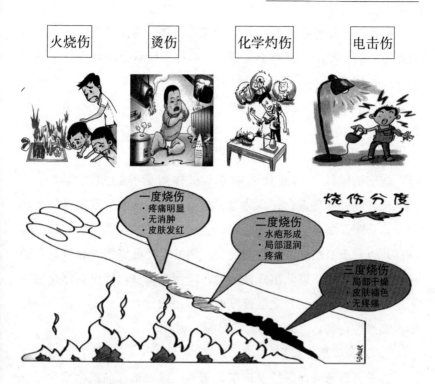

二、健康指导

（一）心理指导

患儿紧张、恐惧、创面疼痛时，要与患儿沟通，予以安慰、鼓励、疏导，让其听音乐、听故事，分散其注意力，减少疼痛。

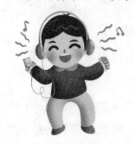
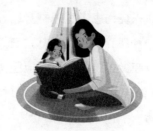

（二）饮食与体位指导

1. 休克期饮食与体位指导。

如无呕吐及恶心，可进食少量流质饮食。体位：烧伤患儿血容量不足，取平卧位，以利于保障心、脑等重要脏器的血液供给，适当抬高受伤肢体，以利于血液回流，减轻患肢水肿，一般手高于肘，肘高于心脏，小腿高于大腿。足部烧伤时不可站立行走，需卧床休息。

2. 感染期饮食指导。

烧伤机体处于超高代谢状态，机体对营养物质的需求量增加，患儿应进食高蛋白、高热量、易消化、富含维生素的食物。注意荤素搭配，多食蛋类、鸡、鸭、鱼、动物肝脏及蔬菜、水果、乳制品，以利于组织修复，防止便秘、便结。严重烧伤可导致消化道应激性溃疡发生。患儿出现便血时，应暂时禁食，待出血停止后方可进食少量流质食物，之后逐渐改为半流质饮食、软食，但不要吃辛辣刺激性食物，以减少对胃肠黏膜的刺激。

（三）预防感染指导

经常开窗通风，保持室内空气新鲜，接触患儿前洗净双手，保持创面清洁、干燥，及时更换潮湿的敷料和床垫，避免大小便污染创面，减少或防止细菌的入侵。

（四）预防护理指导

1. 为了使创面交替受压，预防创面加深及褥疮的发生，也便于换药，大面积烧伤患者宜睡翻身床翻身。

2. 保持口腔清洁，预防口腔感染：进食后食物残渣、高热等因素有利于口腔微生物的繁殖，应坚持进食后漱口。

3. 创面暴露时，使用烤灯保持创面干燥及保暖。应注意烤灯与创面的距离大于40cm，以防止床单、棉被直接与烤灯接触而起火。

4. 手足烧伤应注意：指（趾）甲、皮肤皱纹中的污物易造成创面感染，应修剪指（趾）甲、清洁局部皮肤、清除创面分泌物，以免造成感染，加深创面。

（五）安全指导

小儿发育不成熟，动作不协调，好奇心强，回避、反应迟钝，故易发生烧伤，特别是 1～5 岁的小儿。对刚出生至 1 岁小儿，以增加家长养育知识为主。帮婴儿沐浴时，应先放冷水后放热水，用手搅匀及测试水温；喂食前，先测试温度是否适合。1～3 岁小儿的特性是好奇、活动力强、喜欢探索陌生事物，此时以远离热源为主。3～5 岁的小儿体能增强，活动范围增大，但其缺乏判断力，此时应告之有关烧伤的严重后果，警惕玩火，危险火柴及打火机应妥善放置。5～7 岁的小儿已到达学龄前阶段，他们好像已经长大了，但预防意外的知识是远远不够的。家长不要将小儿单独留在家中，家里尽量不要放置化学制剂，向小儿讲解各种烧伤的知识，进行适当的防火及灭火自救知识教育。

第四节　肠梗阻

一、概述

任何原因引起的肠内容物通行障碍，统称为"肠梗阻"。肠梗阻在小儿时期比较多见，为常见的急腹症。

二、健康指导

（一）饮食指导

良好的饮食习惯会让孩子终身受益。孩子饮食习惯的养成与家长关系密切。

良好的饮食习惯包括：有规律地进食，不挑食、不偏食，不随便吃零食，不暴饮暴食，重视饮食卫生。

（二）休息与活动指导

病情许可的情况下患儿可早期下床活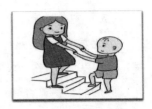动，促进肠功能恢复，防止肠粘连。重症患儿也要在床上多做翻身运动，待病情稳定后，及早下床活动。

（三）预防指导

1. 对患有腹壁疝的患儿，应及时治疗，避免因嵌顿、绞窄造成肠梗阻。

2. 加强卫生宣传、教育，帮助养成良好的卫生习惯。预防和治疗肠蛔虫病。

3. 腹部手术后及早活动。

4. 饱食后勿做剧烈运动，以防止肠扭转的发生。

5. 吃过多的花生、瓜子，空腹吃大量的柿子、杨梅、山楂等，也会导致肠梗阻。

三、术前指导

1. 消除紧张、恐惧，积极配合医务人员进行各种治疗和护理。对需手术治疗的患儿，要给予心理安慰和手术效果等各方面的解释，减少患儿不必要的忧虑，以便及时接受手术。

2. 急性期和需手术者要禁食。保守治疗者待症状缓解后可选择少量温开水或流质食物，忌食易产气的甜食、牛奶等。随病情好转逐渐进半流质食物、普通饮食。

3. 患者血压平稳时，取半卧位，以利于腹腔内积液引流，使腹腔内炎性渗出液流至盆腔，预防膈下脓肿，并能使腹肌放松，横膈下降，有利于呼吸。

4. 胃肠减压注意事项：

（1）积极配合医务人员放置胃管，吸出胃肠内的气体和液体，减轻腹胀，减少肠内细菌数量和毒素吸收。

（2）妥善固定胃管，防止脱出，保持有效的负压吸引，注意胃液的量及颜色的变化。如发现血性液体，应及时反映，严防肠绞窄的发生。

（3）胃管内注药前，要先抽吸胃液，避免过量引起不适。灌完后需夹管1～2小时，防止药液反流，影响药效，勿随意松动、关闭开关。

5. 保持口腔清洁，每天坚持漱口2次，呕吐患者每次吐后要用冷开水漱口。因禁食后，口腔内分泌物减少，细菌入侵繁殖，易引起口腔炎、腮腺炎等。

6. 腹痛、腹胀时，勿使用热敷，避免引起炎症扩散。

四、术后指导

1. 饮食：待胃肠功能恢复，经肛门排气后可进食温流质食物，宜少食多餐，因此时肠道功能尚未完全恢复。病情好转后逐渐转为易消化、含纤维素丰富的食物。如行肠切除，应在经肛门排气1～2天后开始进食流质食物。

2. 体位：麻醉清醒后4～6小时（生命体征平稳）后取半卧位。

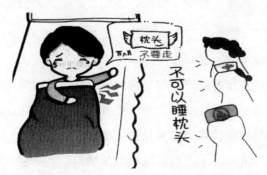

3. 活动：开腹术后的早期活动十分重要，有利于机体和胃肠道功能的恢复。如病情平稳，术后24小时即可开始床上活动，24小时

后可下床活动。

4. 腹带包扎：小儿腹腔容量相对较小，且腹壁薄弱，术后常规行腹带包扎，以防伤口裂开，应注意腹带的松紧度，以免影响小儿呼吸。

5. 病情观察：术后应严密观察腹部有无胀痛及呕吐，腹壁切口有无红肿及粪臭味液体流出。

第五节　颅内肿瘤

一、概述

颅内肿瘤是指颅腔内原发或继发新生物，包括起源于颅内各种组织的原发性颅内肿瘤和由身体其他部位肿瘤转移到颅内形成的继发性颅内肿瘤。本病可发生于任何年龄，常见有胶质细胞瘤、脑膜瘤、垂体瘤、听神经瘤及转移瘤；发病与先天因素、遗传因素、物理因素、化学因素、生物因素有关。临床表现为颅内压增高、脑水肿导致的脑功能障碍、脑肿瘤本身对其周围结构的破坏，包括头痛、呕吐、视乳头水肿，意识、思维、感觉、运动、内分泌改变等，严重者可致脑疝、脑危象，危及生命。

二、疾病特点

颅内肿瘤患儿可以产生很复杂的临床症状，通常归纳为颅内压增高症状和局部定位症状两大类。此外，部分患儿可出现内分泌异常症状等。颅内症状除少数可呈突然卒中样发作外，一般呈进行性发展且逐渐加重。临床表现多以颅内压增高症状为主，并伴有相应的局灶性神经体征。

颅内肿瘤是中枢神经系统常见疾病之一，可发生于任何年龄，但以 20～50 岁为最多。儿童颅后窝及中线肿瘤较多见，主要为髓母细胞瘤、颅咽管瘤及室管瘤。治疗原则是尽可能完全彻底地切除脑肿瘤，以达到根治的目的。

三、术前指导

（一）饮食与营养

给予高蛋白、高维生素、高热量的易消化饮食，提高机体的抵抗力和术后组织的修复能力。小儿术前 3～4 小时禁食，以免麻醉后呕吐，造成误吸。

（二）休息与活动

1. 为了术后能尽快康复，术前应保证充足的睡眠，卧床时抬高床头 15°～30°，以利于颅内静脉回流，降低颅内压。

2. 训练床上大小便，避免术后不习惯引起便秘、尿潴留。

3. 随时有人陪伴，防止跌伤和体力活动、情绪变化导致颅内压增高。

4. 避免用力咳嗽和大便，以免颅内压升高，如出现头痛、呕吐、神志改变等颅内压升高症状，要立即报告医生处理。

（三）皮肤准备

颅内肿瘤手术患儿在术前一天下午剃光头发后用肥皂水清洗头皮，然后戴上消毒帽子，避免术后伤口或颅内感染。天冷时，备皮后戴帽，以防感冒。

（四）有癫痫发作史患儿的预防

应连续服药，避免癫痫大发作。

（五）明确暂不宜手术的情况

1. 为避免术中出血不止，术后伤口出血或颅内继发性出血，术前半月服用过抗凝药物、月经来潮时不宜手术。

2. 对于有各种感染的，如感冒、发热、咳嗽等，因术后机体抵抗力降低，易致术后感染加重，不宜手术。

（六）术前行脑室引流者

去手术室前应夹闭和固定好引流管，避免引流过量或刺针移位，导致颅内出血。

（七）昏迷去手术室者

应彻底吸除呼吸道和口腔内分泌物，保持呼吸道通畅。

四、术后指导

（一）活动与体位

患者全麻未清醒前去枕平卧，头偏向健侧，以防口腔分泌物及呕吐物被吸入气管引起窒息。清醒后血压正常者取头高位（15°～30°），以利于颅内静脉回流。

（二）饮食与营养

1. 手术后神志完全清醒又无呕吐、吞咽障碍者方可进食。首先选择少量流质饮食，以后逐渐改为半流质饮食、软食、普通饮食。

2. 对于后组颅神经损害、咳呛厉害和术后 24 小时持续昏迷者，不能直接喂食，考虑用鼻饲管进行鼻饲，以保证营养的供给。要防止胃管脱出，妥善固定，严禁自行拔管，严禁胃管脱出时喂食，以免食物进入呼吸道引起窒息。

3. 胃管内抽出咖啡色液体、大便柏油样便时，提示有应激性溃疡、消化道出血，应暂时禁食，经止血出血停止时方可进食。

（三）各种管道的护理

1. 颅内肿瘤切除术后，视具体情况，常规于伤口短期留置引流管，注意：①回病室后，固定好引流袋，使引流袋内口低于引流管出颅位置，以免逆行感染。②防止引流管脱出、扭曲，观察引流量、引流液颜色，如果引流袋内由浅变深，引流量明显增加，要及时报告医护人员，做好紧急处理。

2. 固定好输液管、氧气管、导尿管，严防患儿在全麻苏醒过程中躁动导致管道脱出。

（四）并发症的观察及护理

1. 保持呼吸道通畅。对于昏迷患儿，咽喉部有分泌物时要及时吸痰；对于分泌物多、呼吸困难者，应用呼吸机辅助呼吸或者做气管切开，预防坠积性肺炎的发生。

2. 术后患者出现头痛、呕吐，继之神志不清，血压升高，脉搏、呼吸变慢，常提示颅内继发性血肿形成，应及时报告医护人员处理。

3. 垂体瘤手术后患儿神志完全清醒，但数小时后患儿又转入嗜睡、朦胧状态或尿床，或手术后意识一直呈朦胧状态，常提示前颅窝血肿形成，应提高警惕，及时报告医护人员处理。

4. 蝶鞍区手术后患儿尿量增加，每天尿量在 4000mL 以上，患儿出现口渴、烦躁等失水症状时，可能是发生了尿崩症，应注意多饮水，补充水分，防止脱水，同时报告医护人员处理。

5. 有面神经、听神经损害者，患侧眼睑常闭合不全，使角膜暴露于空气中，容易发生暴露性角膜炎，应注意保护，可每天滴上眼药水或涂上眼膏，应用眼垫遮盖双眼，防止异物、飞尘进入眼内。

6. 保持口腔清洁，防止因术后机体抵抗力下降，口腔内细菌繁殖引起口腔感染。每天进行 2 次口腔护理，进食后应漱口，排除口腔残渣。

7. 为防止躁动患儿坠床，可安置床挡，系好约束带，由专人看护。

8. 压疮的预防：长期卧床者，要避免局部组织长期受压、潮湿、摩擦等因素造成局部神经营养障碍，导致压疮。注意：①每2小时给患儿翻身1次，动作要轻柔、协调，避免皮肤受损。②注意床单位的平整、干燥、清洁，每天擦澡 2 次，保持皮肤清洁。

（五）恶性肿瘤患儿

要多进行心理咨询，及时帮助患儿解决心理问题。病情允许的情况下，术后 2 周要进行化学药物治疗或放射治疗，以彻底清除病变组织，促进脑组织的康复，提高生存率。

（六）继发性癫痫患儿

应随身携带疾病证明单，坚持服用抗癫痫药物 3～5 年，避免单独外出，禁止骑车、游泳等。

第六节　气管异物

气管异物是较常见的儿童意外急症，也是引起 5 岁以下婴幼儿死亡的常见原因之一。

一、临床表现

当异物落入气管后，最突出的表现是剧烈的刺激性呛咳，由于气管或支气管被异物部分阻塞或全部阻塞，出现气急憋气。较大的异物（如大枣）可把大气管阻塞，短时间内即可导致死亡。

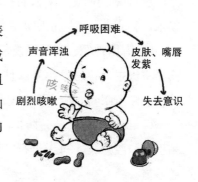

二、处理方式

当婴幼儿出现异物呛入气管的情况时，家长千万别惊慌失措，不要试图用手把异物挖出来，可采用以下两种方法尽快清除异物。

1. 倒立拍背法：对于婴幼儿，立即倒提其两腿，使其头向下垂，同时轻拍其背部。这样可以通过异物的自身重力和呛咳时胸腔内气体的冲力，迫使异物向外排出。

2. 海姆立克急救法。

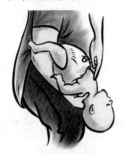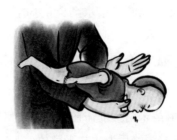

第1步：患儿取立位或坐位，救护者站或跪在患者身后，并将双手环绕在患者腰部，同时让患者弯腰、头部前倾。

第2步：救护者一手握拳，使拇指掌指关节突出处顶住患儿腹部正中线肚脐上方2cm处。

第3步：用另一只手抓牢握拳的手，向上向内快速拉压冲击患儿腹部。

第4步：反复快速拉压冲击，直到异物从气道内排出。

三、术前指导

1. 气管异物是耳鼻喉科常见急症之一，多发生在5岁以下婴幼儿。需多安慰患儿，消除患儿紧张、激动的情绪。

2. 尽量让患儿保持安静，减少对患儿的刺激，避免患儿哭闹、躁动，以防异物突然移位导致窒息，可以播放动画片转移患儿的注意力。

3. 密切观察患儿的呼吸情况，如果患儿发生呼吸困难，马上叫护士，告知医生并配合医生处置。

4. 主治医师会让签署手术知情同意书，并告知术中可能发生的意外。

5. 防止患儿咳嗽，并且保护患儿安全。在床的两侧放上床挡，防止患儿坠床。

6. 护士稍后遵医嘱为患儿采血、做皮试、打留置针、输液等。

7. 术前禁食、禁水至少 6 小时，不能让患儿进食任何食物，不然会延误手术。

8. 麻醉师会到床旁来告知手术时间、手术医生、麻醉方式等。

四、术后指导

1. 麻醉未清醒前需在儿童监护室带气管插管，予呼吸机辅助呼吸，待麻醉清醒后取去枕平卧位，头偏向一侧。

2. 对学龄儿童且能配合者，需告知及时吐出口腔里的分泌物，禁止下咽。对学龄前儿童则需及时清理呼吸道，如果分泌物里带少量血丝，属正常现象。如果分泌物里带有新鲜血液，应立即告知医护人员，医护人员也会及时观察。

3. 密切观察患儿的体温，体温在 38.5℃ 以下属于正常，是术后吸收热，超过 38.5℃ 应告知医护人员，给患儿物理降温，用冰块冷敷或者用退热贴放于额头，还可以口服退烧药。

4. 保持呼吸道有效湿化，可给患儿多饮水，或在禁食期间用棉签湿润嘴唇。

5. 6 小时后可进食，一定是温凉半流质饮食，不能吃辛辣刺激性、硬、烫的食物，可多喝水，有助于痰液的稀释和麻醉药物的代谢。

6. 保护患儿安全，防止患儿跌倒坠床，随时将床挡拉起，不让患儿在床上蹦跳，睡觉时必须用床挡或者护栏保护。

7. 保持口咽清洁，餐前、餐后勤漱口。

8. 术后 6 小时可在床上活动，但不能跳动，动作应轻柔，家属一定要保护好患儿，以免发生跌倒等意外事故。

五、出院健康教育

1. 进食时细嚼慢咽，不要过于匆忙，尤其应避免吵闹、嬉笑等，以免误咽鱼刺、骨肉等异物。

2. 患儿食用鱼、肉类前，应事先去除鱼刺及肉骨。

3. 5 岁以内的患儿磨牙未萌出，咀嚼功能不完善，喉的保护功能不健全，不应进食花生、瓜子、豆类等硬性食物。进食时不可逗笑、哭闹、追逐。

4. 如果患儿到替牙列期，家属一定要随时随地把掉下来的牙齿弃掉，防止小儿误吸。

5. 身边的人如果误吞异物，应及时就医，不要擅自吞服饭团、馒头，以免将异物推向深处。

6. 要定期到医院复查。复查的时间是出院后的 1 个月、3 个月及 6 个月。

7. 教育患儿改正口内含物的不良习惯，养成良好的饮食习惯。

8. 不要给患儿玩危险的玩具，如硬币、小玩具、玻璃弹珠等，以免含在口中玩时发生误吸；更不要给患儿吃危险的食物，如花生、瓜子、坚果、果冻等。

第十二章　小儿外科常见疾病的健康教育

第一节　小儿腹股沟疝

一、概述

腹股沟疝是指疝内容物从腹壁下动脉外侧的腹股沟管内突出至腹壁外，大多经过腹股沟管，再穿出腹股沟管外环，进入阴囊。

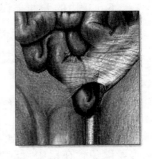

二、病因

1. 腹壁强度减低：正常情况下，腹壁的肌肉、筋膜等组织结构组成存在一些相对薄弱区，婴幼儿患病主要是局部组织发育不完善、鞘状突未闭合所致。

2. 腹腔内压力增高：如婴幼儿经常咳嗽、打喷嚏、用力活动、用力排便、过度啼哭等。

三、临床表现

1. 可复性包块：常在患儿行走、咳嗽、哭闹时出现，患儿休息、平卧后肿块消失，按压肿块可回入腹腔内。

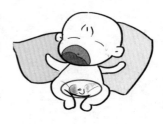

2. 肿块还纳后可扪及缺损处，患儿

咳嗽时可有膨胀性冲击感。

3. 嵌顿：肿块突出时，平卧或手法复位推挤不能使肿块回去，患儿明显腹痛，哭闹不安，继而出现呕吐、腹胀、便秘等肠梗阻症状，如肠管长时间不能回纳 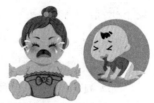 腹腔，可发展为绞窄性疝，出现肠管缺血坏死等严重并发症。

四、护理

（一）术前护理

1. 病情观察。

（1）慢性咳嗽、便秘、排尿困难的患儿要采取相应措施，对症处理。

（2）观察患儿腹部体征变化、肿块局部情况，及时发现并发症并进行处理。

（3）对于手法复位的患儿，观察腹部体征。

（4）对于嵌顿性疝或绞窄性疝患儿，观察精神状况、哭声、大便性状以及腹部体征等。予以禁食、补液、胃肠减压，纠正水、电解质紊乱及酸碱失衡。

2. 饮食指导：嵌顿性疝或绞窄性疝患儿禁食。

3. 体位及活动指导：对于难复疝患儿，让其多卧床休息，避免腹腔内容物脱出，防止疝嵌顿。疝嵌顿时让患儿卧床休息，抬高臀部，多安抚，尽量避免和减少患儿哭闹、咳嗽、便秘以及剧烈运动。

4. 术前特殊准备：清洗患儿阴囊及会阴部皮肤。对于行腹腔镜手术的患儿，应清洁脐孔。

（二）术后护理

1. 病情观察。

（1）严密观察伤口有无渗血、渗液，保持伤口敷料清洁，避免大小便污染伤口。对于行腹腔镜手术患儿，注意观察伤口周围有无皮下积气。

（2）对于行腹腔镜手术及嵌顿性疝手术患儿，注意观察腹部体征，有无腹痛、腹胀等，嵌顿性疝手术后观察肠功能恢复情况。

（3）注意观察阴囊有无肿胀、青紫，必要时用"丁"字带抬高阴囊。

（4）合理镇痛，安抚患儿，应尽量避免引起腹内压增高的因素。

2. 饮食指导：一般患儿麻醉清醒后即可饮水，无呕吐后由流质饮食逐步过渡至正常饮食。嵌顿性疝患儿术后应禁食至肠功能恢复。

3. 体位及活动指导：以平卧位为主，避免剧烈活动。

五、健康指导

（1）合理饮食，进食易消化、含纤维素的食物，保持患儿大便通畅，避免腹内压增高。

（2）注意休息，预防感冒，术后3个月内患儿应避免剧烈活动。

（3）观察伤口有无红肿。

第二节　小儿急性阑尾炎

一、概述

急性阑尾炎是指阑尾腔梗阻和（或）细菌入侵引起的一种小儿常见的急腹症，如治疗不及时可并发腹膜炎，甚至致死。小儿急性阑尾炎多见于6~12岁，3岁以下少见，新生儿罕见。

二、病因

小儿急性阑尾炎主要为阑尾腔梗阻、细菌感染、血流障碍及神经反射等因素相互作用、相互影响的结果。

三、临床表现

根据典型的转移性右下腹痛和固定的右下腹压痛、腹肌紧张及反跳痛，基本可以做出明确诊断。

1. 胃肠道症状：腹痛、恶心、呕心、腹泻。

2. 全身症状：发热、脉搏加快、精神异常。

3. 腹部体征：固定右下腹压痛、腹肌紧张、反跳痛，部分患儿

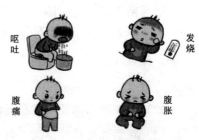

可扪及腹部包块，结肠充气试验阳性，腰大肌刺激征和举腿试验阳性。

四、护理

（一）术前护理

1. 病情观察。

（1）观察患儿生命体征，出现高热时及时进行物理降温或药物降温。

（2）观察患儿腹痛的部位、性质、程度，有无压痛、反跳痛、腹肌紧张等，诊断不清时禁用止痛药。

（3）观察患儿有无呕吐及大小便排泄情况。

（4）检验血常规及生化标本，合理补液，纠正水、电解质紊乱。

（5）禁止灌肠。

2. 饮食指导：急性期应禁食禁饮，腹胀时实施胃肠减压。保守治疗期间，可根据患儿实际情况，禁食或进食清淡的食物，以调节患儿胃肠功能。

（二）术后护理

1. 病情观察。

（1）持续心电监护，监测患儿血氧饱和度、心率、呼吸变化，术后密切观察生命体征。

（2）严密观察患儿伤口有无出血、渗液，保持伤口敷料清洁、干燥，化脓性阑尾炎或阑尾穿孔内置引流条者根据病情恢复情况决定是否拔出。

（3）观察腹部体征，注意肠蠕动恢复情况。

（4）观察患儿排便情况，有无里急后重等。

2. 饮食指导：术后禁食，待肠蠕动恢复后进流质饮食。避免牛奶、豆制品等产气食物，以免引起腹胀。在医护人员的指导下，由流质饮食逐步过渡至普通饮食。

3. 体位及活动指导：手术 6 小时后取半卧位休息，鼓励患儿早期活动，以防肠粘连及促进肠功能恢复。轻症患儿手术后当天即可下床活动，重症患儿也要在床上多做翻身运动，待病情稳定后尽早下床活动。

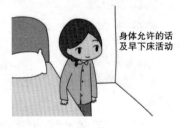

身体允许的话及早下床活动

4. 管道护理：安置胃管者待肠功能恢复后拔出，血浆管视引流情况决定拔出时间。

五、健康指导

1. 患儿早期活动，促进肠功能恢复。

2. 术后合理饮食。

3. 如果出现呕吐、腹痛等症状，应及早就医。

4. 注意避免受凉、预防感冒。

第三节　小儿肠套叠

一、概述

肠套叠是指某一段肠管及附近肠系膜套入邻近肠腔内所造成的急性肠梗阻，为婴儿期常见急腹症。本病多见于 2 岁以下儿童，4～10 月龄是发病的高峰期。此病于春季更为多见，为小儿外科常见病、多发病。

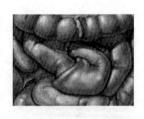

二、病因

近年来的研究普遍认为，饮食习惯的改变、食物对肠道的刺激、腺病毒的感染、回盲部解剖因素、肠痉挛及自主神经因素、遗传因素等都是导致肠套叠的诱因。

三、临床表现

1. 阵发性腹痛：为最早症状，患儿常表现为突然性、阵发性哭闹，双手紧握，双腿蜷缩，惊慌，面色苍白，间歇期表现如健康儿童。

2. 呕吐：在腹痛后数小时发生，早期为反射性呕吐，呕吐物为胃内容物，有时呕吐物伴有胆汁。晚期为梗阻性呕吐，呕吐物中带大便样物。

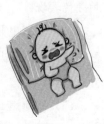

3. 便血：多发生在发病后 6～12 小时，呈带黏液果酱样。

4. 上腹部或右上腹部扪得腊肠样肿块，右下腹部触诊有空虚感，由套入肠管向横结肠腔内推进所致。

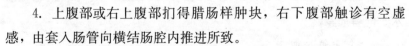

四、治疗

（一）非手术治疗

非手术治疗适用于早期肠套叠，可行水灌肠复位。早期复位成功率较高。

1. 适应证：发病 48 小时以内、无腹胀、腹壁柔软者。

2. 禁忌证：病程 48 小时以上，伴高热、脱水等中毒症状者；腹胀明显，有腹膜刺激症状或疑有肠坏死者；3 月龄以下婴儿；小肠套叠者。

（二）手术治疗

1. 单纯复位术。

2. 肠切除吻合术。

五、护理

（一）术前护理

1. 病情观察及护理。

（1）对于水灌肠复位者，应遵医嘱给予相应的镇静、解痉药物，缓解肠痉挛。

（2）观察患儿腹痛情况，注意患儿腹部有无腊肠样肿块，有无肠穿孔表现。

（3）观察患儿便血的性质、颜色及量。

（4）观察患儿呕吐情况，有无脱水及电解质紊乱，及时补充水分及营养。

（5）监测患儿生命体征变化。

2. 饮食与营养：禁食，必要时行胃肠减压。及时纠正患儿脱水、电解质紊乱。

（二）术后护理

1. 病情观察。

（1）水灌肠复位后，彩超显示已复位，患儿送入病房，此时还应仔细观察：患儿是否安静入睡、不再哭闹、停止呕吐，腹部肿块是否消失。

（2）必要时遵医嘱口服活性炭，观察炭末是否排出，肛门处是否排气，排出黄色大便前先有少许血便，继而大便颜色变成黄色；如患儿仍然烦躁不安、阵发性哭闹，可扪及腹部包块，则应怀疑患儿肠套叠复发，应立即通知医生做进一步处理。

（3）对于手术患儿，观察伤口敷料有无渗血、渗液，保持伤口敷料干燥。

（4）观察腹部体征及肠功能恢复情况。

2. 饮食指导。

（1）患儿禁食期间应遵医嘱静脉补充水、电解质。

（2）患儿肠功能恢复后可进食流质食物，在医护人员指导下逐步过渡到半流质食物、普通饮食。

3. 体位与活动指导：鼓励患儿早期活动，以防肠粘连及促进肠功能恢复，手术当天即可于床上活动，待病情稳定后，及早下床活动。

4. 管道护理：如有胃管或者血浆引流管，观察引流液的性质、颜色，妥善固定管道，保持引流通畅。

六、健康指导

1. 注意饮食卫生：不食不洁净的食物，不暴饮暴食，进食后不进行剧烈活动。

2. 保持大便通畅：对有便秘现象者，在医生指导下给予缓泻剂，必要时灌肠，促进其排便。避免腹泻、肠炎、高热等诱发肠套叠的因素。

3. 观察患儿有无呕吐、腹痛、便血等肠套叠再次发生的症状。如患儿有腹痛等不适，应及时就医。

第四节　先天性巨结肠

一、概述

先天性巨结肠是一种较多见的胃肠道发育畸形，是结肠远端及直肠缺乏神经节细胞，从而导致该段肠管痉挛性狭窄的先天性肠道发育畸形。男性发病率显著高于女性。

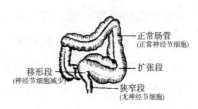

正常肠管
(正常神经节细胞)

移形段
(神经节细胞减少)

扩张段

狭窄段
(无神经节细胞)

二、病因

胚胎发育过程中，受病毒感染，代谢紊乱，在遗传因素作用下，远端结肠段神经节细胞发育停滞，发育停滞时间越早，无神经节细胞肠段就越长。本病有家族发病倾向，其遗传方式可能为多因子遗传。

三、临床表现

1. 不排胎便或胎便排出延迟：正常足月新生儿出生后多在 24 小时内排出胎便，先天性巨结肠患儿出生后 24 小时内不排胎

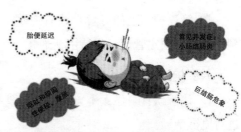

胎便延迟

呕吐和顽固性便秘、腹胀

常见并发症：小肠结肠炎

巨结肠危象

便或在断奶后出现便秘及不同程度的梗阻症状，呈进行性加重，腹部逐渐膨隆，便秘可维持数天甚至更长。

2. 呕吐、腹胀、顽固性便秘是本病的主要特点。

3. 小肠结肠炎：为先天性巨结肠的严重并发症，表现为顽固性腹胀，经灌肠治疗不缓解，患儿常伴高热，突然由便秘转为腹

泻，常排出大量奇臭的水样便，有明显的中毒症状。小肠结肠炎可发生于术前，小肠结肠炎也可发生于术后。

四、治疗

（一）非手术治疗

非手术治疗是全身情况较差或无条件手术时的处理手段，包括灌肠、扩肛，使用缓泻剂、开塞露等方式。灌肠是最为常用且有效的措施。

（二）手术治疗

手术治疗包括肠造瘘、直肠黏膜剥除、结肠鞘内拖出术、拖出型直肠乙状结肠切除术。

五、护理

（一）术前护理

1. 病情观察及护理。

（1）观察患儿全身营养状况，每周监测体重。

（2）观察患儿腹部体征、腹胀情况，监测患儿腹围。

（3）观察患儿有无呕吐，有无急性肠梗阻表现，必要时禁食、行胃肠减压。

（4）观察大便性质、量及颜色，注意观察患儿有无小肠结肠炎。

2. 饮食与营养：根据年龄阶段提供合理的饮食，原则上应给予高蛋白、高热量、高维生素、易消化、少渣饮食。有贫血者应积极纠正贫血，增强机体抵抗力。

3. 术前特殊准备。巨结肠回流灌肠是术前必不可少的一步，直接影响手术效果，灌肠中应注意以下几点：

（1）灌肠液应选用生理盐水（39℃～41℃为宜），每天一次，准备 7～14 天，每次用量为 100～150mL/kg，并保持出入液量平衡。

（2）因患儿年龄小、肠壁薄，可先通过肛诊了解直肠狭窄长度及肠管走向，选择较软的肠管，插管动作要轻柔，避免造成肠壁损伤或穿孔，插入深度以肛管前端通过狭窄部分为宜，此时会有大量气体排出。

（3）大便干结不易灌洗时，可用石蜡油于灌肠前注入结肠内软化大便，灌肠时顺肠管走向轻揉腹部，促进大便排出。

（4）灌肠中严密观察病情变化，如灌出液中有血性液体，应立即停止操作，警惕发生肠穿孔。

（5）冬季应注意保暖，以免发生呼吸道感染。

巨结肠回流灌肠需由小儿专业护理人员操作实施。

（二）术后护理

1. 病情观察。持续心电监护，监测患儿血氧饱和度、心率、呼吸变化，注意观察患儿意识，皮肤、黏膜颜色及温度，以及四肢末梢循环、腹部体征等情况。术后 48 小时内加强生命体征监测。

2. 饮食指导。患儿禁食期间应遵医嘱给予静脉补液，补充水、电解质。待肠功能恢复、拔出胃管后给予进流质饮食，在医护人员指导下由半流质饮食逐步过渡到普通饮食，给予高蛋白、高维生素、高热量饮食。

3. 导管的护理。

（1）肛管的护理：术后常规放置合适直径的肛管，一是起到扩肛作用；二是保证气体及分泌物排出，避免腹胀，促进吻合口愈合。因此，术后需妥善固定肛管，在肛管末端连接引流袋，并注意观察引流物的颜色、性状。

（2）胃管的护理：部分患儿因病情需要需安置胃管，以减少术后腹胀，防止呕吐，需观察腹部体征及肛门处排气、排便情况。

4. 体位及活动指导。患儿麻醉清醒前，应取去枕平卧位，头偏向一侧；麻醉清醒后可取半卧位休息。术后第 1 天可根据情况于床上适当活动，以促进肠功能恢复。下床活动时间视病情恢复情况而定，活动在医护人员的指导下进行。

六、健康指导

患儿出院后，保持患儿肛周、会阴部清洁，也可涂用氧化锌软膏保护肛周皮肤，以免早期排便次数增多引起肛周糜烂；培养患儿按时排便的习惯；叮嘱患儿不要挑食，避免辛辣等刺激性食物；定期复诊。

第五节　先天性胆管扩张症

一、概述

先天性胆管扩张症为先天性肝胆系统囊肿中最多见的一种疾病，任何年龄均可发病，婴儿期及儿童期最为多见，是小儿较常见的胆道畸形。

二、病因

1. 关于其病因，争论甚多，近年来倾向于先天性发育异常学说，尤其强调胰胆管发育异常，Vater 乳头距离胰胆管汇合处过远，胰管内压力过高，使胰液反流到胆管形成反流性胆管炎，从而致使胆管壁被破坏，继发胆管扩张所致。

2. 胆管发育不良。

3. 病毒感染。

4. 胆总管远端肌肉、神经发育不良。

5. 其他。

三、临床表现

1. 腹痛：表现为患儿中上腹绞痛或有轻度胀痛，常伴发热、呕吐。

2. 黄疸：黄疸进行性加深，间歇性发作。轻型可无黄疸，伴感染、疼痛发作后出现黄疸。出现黄疸并进行性加重时，大便呈陶土色，尿液呈浓茶色。

3. 肿块：腹部可触及包块。

四、治疗

一旦确诊，应及时进行手术治疗，否则，多会因反复感染、胆汁性肝硬化、胆总管穿孔或癌变而死亡。

五、护理

（一）术前护理

（1）观察患儿腹部体征，腹痛的部位、性质、程度。

（2）观察患儿黄疸情况，发作时明显加深，发作后减退。

（3）观察患儿皮肤，有无出血点和皮肤瘙痒。保持患儿皮肤清洁，防止患儿抓破皮肤。

（4）囊肿巨大患儿应避免剧烈活动，以免囊肿破裂，腹痛剧烈时可遵医嘱使用止痛药及解痉剂。

（5）遵医嘱补液，纠正酸碱失衡和脱水。

（二）术后护理

（1）心电监护，监测患儿血氧饱和度、心率、呼吸变化，定时测量生命体征，注意观察患儿意识及精神状况，观察黄疸是否消退，腹部有无腹胀、腹痛，以及肠蠕动恢复情况。

（2）保持伤口敷料清洁、干燥，观察有无活动性出血及胆汁外渗等。

（3）术后患儿禁食禁饮，行胃肠减压，必要时输注营养液，待肠功能恢复后停止胃肠减压，饮食在医护人员指导下由流质饮食逐步过渡到普通饮食。给予低脂、高蛋白、高维生素、易消化饮食，忌油炸、油腻饮食。

（4）管道护理：术后观察引流物性质、颜色、量，并妥善固定引流管，防止意外脱落，引流袋不可高于引流管出口平面，以防逆行感染。

（5）体位及活动指导：术后患儿应取平卧位或半卧位，可在床上多做翻身运动，早期床上活动时注意防止引流管脱落和逆流。

六、健康指导

1. 合理饮食，少食多餐，选择低脂、高蛋白、高维生素、易消化饮食，忌暴饮暴食，忌高脂食物。

2. 注意休息，适当运动，忌用力按压患儿腹部，避免腹部受到撞击，以防囊肿破裂。

3. 术后门诊复查。

4. 出院患儿带管注意事项：家长应学会正确更换引流袋，妥善固定并保持引流管通畅。若出现引流管堵塞，伤口局部红肿、发热、疼痛，腹痛，黄疸加重，发热等症状，应及时就医。

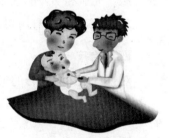

第六节　小儿睾丸扭转

一、概述

睾丸扭转是比较常见的阴囊急症，当患儿会阴部遭受暴力、患儿突然改变体位、提睾肌收缩等时，睾丸或精索都可能发生扭转。

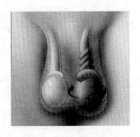

二、病因

睾丸扭转的病因尚不清楚，其可能与以下因素有关：

1. 睾丸的解剖异常，但是许多睾丸扭转的患儿并无解剖异常。

2. 突然剧烈地变换体位也可能导致睾丸扭转，但有的睾丸扭转是在患儿睡眠中突然发生的。

3. 突然用力或震荡。

三、临床表现

1. 疼痛。患儿多数表现为突然发生的患侧阴囊部位、腹股沟区，甚至患侧下腹部剧烈疼痛，有的患儿会有反射性呕吐。

2. 阴囊肿胀。发病初期可无阴囊肿胀的表现，以后逐渐出现阴囊肿胀、充血和明显的触痛。

3. 精索增粗并有压痛。提睾反射减弱或者消失。

四、治疗

对怀疑有睾丸扭转的患儿，应尽早行阴囊探查术。

五、护理

（一）术前护理

（1）可用小软枕托起阴囊以减轻疼痛。

（2）观察阴囊的血液供应情况，主要是观察患儿阴囊局部皮肤颜色有无青紫。

（3）观察阴囊和阴囊周围皮肤的肿胀情况。

（4）护理时应注意患儿的隐私保护。

（二）术后护理

1. 病情观察。

（1）继续使用小软枕托起阴囊以减轻疼痛，合理镇痛。

（2）密切观察阴囊的肿胀有无消退。

（3）保持患儿会阴部清洁、干燥，防止大小便污染伤口。

（4）对行睾丸切除的患儿，术后要多关心，了解患儿的心理状况，进行针对性的护理。同时注意保护患儿隐私，尊重患儿，满足患儿的合理需求。

2. 饮食指导。麻醉清醒后即可饮水，无呕吐后给予流质饮食，术后第 1 天患儿可选择普通饮食。饮食以易消化、营养丰富的食物为主，可适当增加粗纤维食物，以利于患儿排便，防止便秘发生。

3. 体位及活动指导：患儿应取平卧位、侧卧位休息，术后前 3 天尽量减少下床活动，以减轻阴囊水肿。

六、健康指导

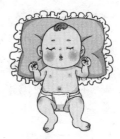

（1）对行睾丸切除的患儿，要注意健侧睾丸的保护，避免外伤。

（2）保持患儿伤口敷料清洁、干燥。

（4）术后定期复查。

第七节　小儿鞘膜积液

一、概述

鞘膜积液是鞘状突闭合不完全导致部分开放，腹腔液体向下积聚在阴囊内所致。

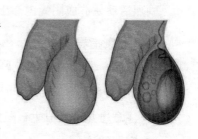

二、病因

正常情况下，腹膜鞘状突在胚胎

发育过程中应闭合，鞘状突在出生后未闭合或阴囊内液体超过正常量时，即可形成各种类型的鞘膜积液。

三、临床表现

鞘膜积液患儿一般无全身症状，仅表现为阴囊和（或）腹股沟区出现囊性肿块，透光试验阳性。

四、护理

（一）术前护理

观察患儿阴囊有无肿胀，腹股沟有无肿块。肿块明显的患儿应适当卧床休息，减少哭闹，托起阴囊，以利于积液的吸收。

（二）术后护理

1. 病情观察。

（1）保持伤口敷料清洁、干燥，严密观察患儿有无渗血、渗液。

（2）注意阴囊有无肿胀及血肿，严重者可托起阴囊。

（3）腹腔镜手术后观察腹部体征，有无腹痛、腹胀及皮下积气等。

2. 饮食指导。患儿术后麻醉清醒后即可饮水，无呕吐后进流质饮食，手术当天饮食宜清淡，术后第 1 天恢复普通饮食，多食蔬菜、水果。

3. 体位及活动指导：以卧床休息为主，勿做跑、跳等剧烈活动，剧烈活动易造成阴囊内渗出增加。

五、健康指导

1. 术后 1 个月内应避免剧烈活动，有阴囊水肿者多可自行吸收，不必过分紧张。

2. 注意患儿个人卫生，避免大小便污染伤口。

3. 定期随访。

第八节　小儿隐睾

一、概述

隐睾是指阴囊内无睾丸，包括睾丸下降不全、睾丸缺如、异位睾丸及滑动型睾丸，其中睾丸下降不全最为常见。隐睾发病率随生长发育而逐渐降低，但1岁后，继续下降的机会明显减少。

二、病因

睾丸正常下降的机制还不清楚，隐睾是睾丸下降过程中的某一环节出现故障或多种因素的综合作用导致的，其病因还待进一步研究。

三、临床表现

患侧阴囊空虚，阴囊发育差，不能扪及睾丸。

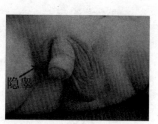

四、护理

（一）术前护理

1. 病情观察：评估患儿阴囊是否空虚、睾丸有无滑动、阴囊周围皮肤有无污渍、破损，保护患儿隐私。

2. 术前准备。

（1）有阴毛者备皮，剃除会阴部毛发。

（2）腹腔镜术前1天清洁脐部。

（二）术后护理

1. 病情观察。

（1）监测患儿的脉搏、呼吸、血压。

（2）观察患儿伤口有无渗血。术后由于局部炎性反应、渗血和组织渗出，早期部分患儿阴囊可出现红肿或痛性的硬质包块。

（3）防止大小便污染阴囊处伤口。

（4）对于腹腔镜手术患儿，应观察伤口周围有无皮下积气，少量积气无需处理，术后可逐渐消退。

2. 饮食指导：术后麻醉清醒后即可饮水，无呕吐后由流质饮食逐步过渡到普通饮食，手术当天患儿饮食宜清淡。

3. 体位及活动指导：以卧床休息为主，勿做跑、勿跳等剧烈活动，剧烈活动易造成阴囊内渗出增加。

五、健康指导

1. 保持伤口清洁、干燥，术后 7～10 天阴囊伤口拆线。

2. 非手术患儿使用激素期间，应注意观察患儿外生殖器以及睾丸位置变化，如已下降到阴囊，且停药后经医生评估不再回缩，则不需要手术治疗。

第九节　小儿肾损伤

一、概述

肾损伤在小儿腹部钝伤中占 8%～12%，在泌尿系创伤中最多见，约占 50%。

二、病因

肾脏位于腹膜后，有一定的活动度，当受到暴力作用时，碰撞于脊柱或肋骨上，形成一种反向作用力，该作用力易使肾脏破裂。儿童肾脏体积相对于成人大，但儿童腰部、腹部肌肉薄弱，保护功能未完善，所以较成人更易出现肾损伤。

病理性肾损伤破裂：小儿原有肾脏疾病，如肾积水、重复肾等，即使轻微的损伤也可导致肾脏破裂。

三、临床表现

1. 血尿：＞90％的患儿有肉眼血尿或镜下血尿，但血尿程度并不能真实反映肾损伤的严重程度，如重度肾损伤、肾蒂断裂或肾盂输尿管交界部断裂时，血尿很轻，甚至无血尿。

2. 疼痛：疼痛多明显，腰区局限性疼痛和肾区有压痛或叩击痛是本病常见表现，可伴有恶心、呕吐。

3. 尿液外渗及感染：肾旁局限性积尿致腹部肿块、发热、尿性腹水等，均是尿液外渗及感染症状。

4. 休克：肾损伤严重者可有失血性休克的表现。

5. 肾性高血压：由局限性积尿压迫肾脏血管造成。

6. 肠梗阻：腹膜后尿液外渗及感染可伴有腹胀等麻痹性肠梗阻症状。

四、治疗

治疗肾损伤的目的是在保证患儿生命安全的前提下最大限度地保存有功能的肾组织。

（一）非手术治疗

70％～80％的小儿肾损伤可保守治疗，前提是患儿循环系统稳定，无休克症状，肾盂输尿管未断裂。

（二）手术治疗

20％～30％的小儿肾损伤需要手术治疗，根据病情采取肾区引流术、肾修补术、肾部分切除术或肾切除术。

五、护理

（一）保守治疗的护理

1. 病情观察。

（1）预防、纠正休克：入院后立即测量患儿生命体征，如有精神差、面色苍白、四肢厥冷、心率快等表现，立即建立静脉通路，快速补液、扩容。持续心电监护及吸氧，密切监测生命体征。

（2）保暖，留置尿管，记录每小时尿量，根据尿量调节补液速度。

（3）急诊合血时，必要时遵医嘱输入全血或红细胞悬液，做好急诊手术准备。

（4）对于有高处坠落史及车祸伤患儿，应观察其神志、瞳孔大小及对光反射是否灵敏；观察腹部体征，有无腹痛、腹肌紧张等表现，警惕颅脑外伤及腹腔脏器损伤的可能。

（5）对于观察患儿排尿情况，有无血尿及其程度。如局部出现包块逐渐增大，患儿疼痛加剧，伴高热等表现，应警惕尿液外渗。

（6）由于肾损伤出血引起肾周血肿，如大量血液进入集合系统，血凝块不能及时排出，可引起输尿管梗阻，出现肾绞痛。遵医嘱给予止血药并缓解疼痛。

（7）对于烦躁不安、过分活动的患儿，必要时遵医嘱使用镇静剂，避免加重肾脏出血。

（8）预防继发性出血：肾损伤后第 1 周内再出血概率较高，应根据病情每天定时测量血压。严密观察有无脉搏、呼吸增快等表现。

（9）皮肤护理：外伤患儿局部皮肤擦伤或破损时，可给予聚维酮碘溶液涂擦。定时按摩受压皮肤，防止压力性损伤。

2. 饮食指导。

（1）禁食禁饮，确定无需手术后在医护人员指导下进食。

（2）保守治疗：患儿在受伤 24 小时后精神状态正常，生命体征平稳，腹部压痛减轻，无腹胀，则可进食，在医护人员指导下由流质饮食逐渐过渡到普通饮食。肾功能无异常患儿多饮水。

3. 体位及活动指导。

（1）保守治疗：患儿绝对卧床休息，取平卧位，减少翻身次数，勿推挤患侧腰部。对于烦躁患儿，必要时使用镇静剂。

（2）患儿卧床时间根据肾损伤程度而定，肾挫伤和表浅裂伤的患儿应卧床休息 14 天；肾脏破裂患儿应卧床休息 4～6 周。

（3）患儿首次下床活动时应先坐起，休息 15～30 分钟后再下床活动，以防发生直立性低血压。

4. 尿管护理：对患儿尿液性质进行动态观察，如尿量，颜色由浓变淡，且一般情况好转，说明出血趋向停止，考虑拔出尿管。

（二）术后护理

1. 病情观察。

（1）持续进行心电监护至循环稳定，严密观察患儿生命体征变化，重点关注尿量和血压。

（2）严密观察伤口有无渗血、渗液。

（3）观察患儿腹部体征的变化，有无呕吐、腹胀、腹肌紧张等表现，并注意观察有无继续出血，观察肠功能恢复情况，若术后 3 天仍未排气、排便并腹胀，可在医生指导下予以开塞露塞肛。

2. 饮食指导。术后应先禁食，待胃肠功能恢复后在医护人员指导下由流质饮食逐渐过渡到普通饮食，鼓励患儿多饮水。

3. 体位及活动指导。术后以平卧位、低斜坡卧位、健侧卧位交替休息，防止误吸。婴幼儿拔出管道后可抱离床活动，年长儿根据病情恢复情况在医护人员指导下逐步下床活动。

六、健康指导

1. 患儿卧床期间多饮水，做好会阴部的清洁护理，防止泌尿系统感染，进食粗纤维食物，防止便秘。

2. 患儿应注意休息，避免剧烈活动，严禁跑、跳及参加体育运动。

3. 应定期复查，注意观察患儿腹部体征及尿液的颜色，如有腹痛、血尿，应及时就医。

第十节　尿道下裂

一、概述

尿道下裂是指因前尿道发育不全，尿道开口于正常尿道口近侧至会阴部途径上，部分患儿可伴发阴茎下弯。

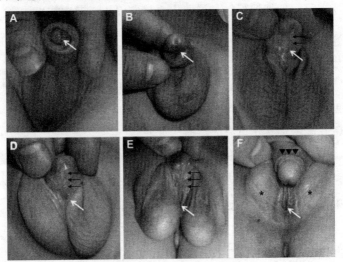

二、病因

尿道下裂确切病因尚不清楚，目前认为其主要与以下因素有关：

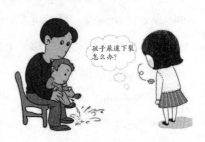

（1）遗传因素。

（2）内分泌紊乱。

（3）胚胎发育异常。

三、临床表现

阴茎外观异常，常表现为尿道异位开口、包皮分布异常，呈帽状，阴茎弯曲等，严重者可合并阴茎发育不良、隐睾等。

四、手术治疗目标

患儿阴茎外观接近正常阴茎，尿道开口正位，阴茎伸直、排尿功能良好，成年后拥有良好的性功能。

五、护理

（一）术前护理

1. 病情观察及护理：评估患儿尿道开口部位、排尿姿势及尿线方向、粗细，保护患儿隐私。

2. 饮食：一般选择普通饮食，多吃蔬菜、水果，预防便秘，术前晚进流质饮食。

3. 术前特殊准备。

（1）皮肤准备：入院后有阴毛者备皮，用聚维酮碘溶液消毒会阴部。

（2）术前晚及术晨排便或清洁灌肠。

（3）年长儿需训练床上排便的习惯。

（二）术后护理

1. 病情观察与护理：术后进行心电监测、吸氧和血氧饱和度监测，观察伤口出血及龟头供血情况，注意有无青紫、肿胀或组织坏死，必要时约束四肢防止尿管拔出，床上使用支被架托起被单防止新的尿道外口与被单发生摩擦引起疼痛不适。10岁以上患儿，术后常出现不同程度的阴茎勃起，可导致切口疼痛，甚至裂开、出血，可遵医嘱给予雌激素类药物以抑制患儿阴茎勃起。术后患儿长时间卧床，需加强皮肤护理，保持皮肤清洁、干燥，定时翻身、按摩受压部位，约束患儿，观察约束肢体循环情况，定时放松。

2. 饮食：术后麻醉清醒后即可饮水，无呕吐后可进流质饮食，术后当天宜进清淡、易消化饮食，术后第 1 天起逐步过渡到普通饮食，饮食以高纤维食物为主，多食蔬菜、香蕉、红薯等，保持大便通畅。

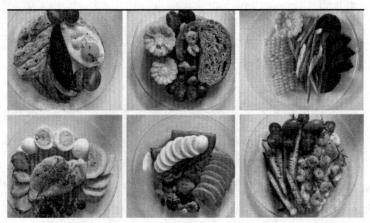

3. 体位与活动：术后卧床休息至尿管拔出为止，避免频繁更换体位，减少对尿管的牵拉。局部支撑架保护会阴部位。首次下床患儿应先在床上坐起 30 分钟后再逐渐下床活动，防止发生直立性低血压。

4. 管道护理：保持尿管引流通畅及妥善固定，如未见尿液流出，应先挤压引流管，若仍无尿液流出，及时通知医生做调整处理。术后 10 天左右拔出尿管，拔管当天或第 2 天即可出院，指导患儿多饮水、勤排尿，观察有无排尿困难、排尿时间明显延长、尿线细、排尿疼痛、尿频、尿急、尿瘘等情况。

六、健康宣教

1. 防止阴茎外伤，多饮水。

2. 门诊复查，患儿出院后如有明显尿线变细、排尿困难、尿频、尿急、尿痛等情况，应及早复查处理。

3. 患儿成年后复诊时可向医生咨询性功能问题。

第十一节　小儿甲状舌管囊肿

一、概述

甲状舌管囊肿是指在胚胎早期甲状腺发育过程中甲状舌管退化不全或未退化消失而在颈部遗留形成的先天性囊肿。囊肿可破溃形成甲状舌管瘘。

二、病因

甲状舌管囊肿是甲状舌管在发育过程中未退化或退化不全所致。

三、临床表现

1. 囊肿多呈圆形，颈中线扪及 1～5cm 包块。

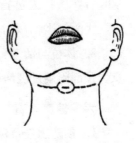

2. 囊肿质韧，边界清楚，表面光滑、固定。

3. 囊肿可随吞咽及伸舌等动作而上下移动。

4. 伴感染时可出现相应感染症状。

四、治疗方法

手术治疗，行甲状舌管囊肿切除术。

五、护理

(一) 术前护理

1. 观察包块的位置、大小、活动度。

2. 观察囊肿有无红肿、疼痛及瘘等。保持患儿瘘口周围皮肤清洁，避免感染。

（二）术后护理

1. 病情观察及护理。

（1）观察生命体征，进行心电监护及血氧饱和度监测，吸氧。

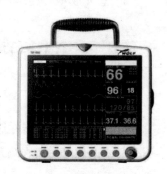

（2）患儿取去枕平卧位，头偏向一侧，观察患儿面色、口唇是否红润，有无发绀、呼吸急促等缺氧症状。及时清除口腔分泌物，防止误吸。

（3）观察患儿伤口有无渗血，保持敷料清洁、干燥；观察颈部有无青紫、肿胀。

2. 饮食：患儿手术麻醉清醒后可先试行饮水，无呕吐后在医护人员指导下由流质饮食过渡到普通饮食，饮食宜温凉、营养丰富，避免辛辣刺激性食物。

3. 体位与活动：患儿全麻清醒后可于半卧位休息，颈部限制过度活动。

六、健康教育

1. 预防感染：保持伤口清洁、干燥，若发现伤口周围红肿、疼痛、皮肤温度增高等，应及时就医。

2. 预防出血及窒息。

3. 定期复查，观察有无复发。

第十二节　小儿膈膨升

一、概述

膈膨升是指先天性膈肌纤维发育不良或膈神经麻痹引起膈肌异

常抬高，致使患侧肺受压，严重者可伴有患侧膈肌的反常运动，临床表现为以呼吸道症状为主的综合征。

二、病因

膈膨升的确切病因尚不明确，目前认为主要与以下因素有关：

（1）病毒感染。

（2）肌细胞发育障碍。

（3）膈神经损伤。

三、临床表现

（1）轻者没有明显的临床表现，部分患儿可因压迫而发生肺部反复感染。

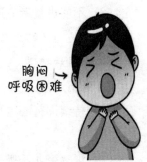

胸闷
呼吸困难

（2）重者婴幼儿期易出现呼吸困难、发绀，甚至危及生命。

（3）年长儿进食后可出现胸闷、气促，活动后出现呼吸困难。

（4）患侧呼吸运动减弱，听诊患侧示呼吸音减弱，部分重症患儿可在肺下叶区域闻及肠鸣音，叩诊为浊音。

（5）左侧者可出现吞咽困难或胃食管反流。

四、治疗方法

（一）保守治疗

保守治疗适用于横膈上升在1～2肋，无明显症状或轻度症状的患儿，包括半卧位休息、吸氧、控制感染、加强营养等治疗措施。

（二）手术治疗

手术治疗适用于保守治疗无效的轻症、频繁呼吸道感染、出现胸廓畸形、明显发绀、气紧的患儿，常见手术方法为经胸或经腹行膈肌折叠缝合术（开放或腔镜）。

五、护理

（一）术前护理

1. 病情观察。观察患儿呼吸困难程度，给予吸氧、半卧位休息。必要时行气管插管、呼吸机辅助治疗。

2. 饮食与营养。

（1）根据患儿的年龄给予高蛋白、高热量、高维生素、低脂、易消化的饮食。

（2）不能进食者应遵医嘱静脉补充热量及其他营养。

3. 体位与活动：勿剧烈活动，呼吸困难者应于半卧位休息。

（二）术后护理

1. 病情观察。

（1）持续进行心电监护及血氧饱和度监测，吸氧，密切观察生命体征。

（2）观察患儿呼吸、面色等情况，并观察有无发绀、呼吸急促等缺氧症状。床旁准备吸痰装置，及时清除患儿口腔及呼吸道分泌物，维持血氧饱和度在 95％以上。

（3）严密观察患儿伤口有无出血、渗液，保持伤口敷料清洁、干燥。

（4）对于经腹手术者，观察腹部体征及肠功能恢复情况，观察有无呕吐、腹胀。

2. 饮食与营养。

患儿拔出胃管后，先试饮水，如无呕吐、腹胀，在医护人员指导下进食高蛋白、高热量、高维生素、低脂、易消化的食物。

3. 体位与活动。

时间	体位与活动
全麻清醒前	去枕平卧位，头偏向一侧
全麻清醒后，手术当天	半卧位
术后第 1 天	半卧位与健侧卧位交替，可在床上活动四肢
术后第 2 天	年长儿可坐在床上活动
术后第 3 天起	年长儿可下床沿床边活动，以后适度增加活动量

六、健康宣教

1. 保护引流管，防止滑脱。

2. 术后患儿早期活动，做深呼吸、扩胸运动。

3. 定期门诊复查。

第十三节　先天性肌性斜颈

一、概述

先天性肌性斜颈是胸锁乳突肌挛缩所致的头颈部向患侧倾斜、下颌转向健侧的一种先天性畸形，是小儿常见的畸形。

二、病因

先天性肌性斜颈由胸锁乳突肌纤维化引起，但原因尚不完全清楚，现有以下几种理论：

1. 子宫内拥挤。

2. 胚胎发育异常。

3. 胸锁乳突肌骨筋膜室综合征的后遗症。

三、临床表现

（1）颈部包块：出生后 7～14 天后颈部出现肿块，肿块无红肿、热、痛。患儿颈部活动受限，头偏向患侧，下颌和面部转向健侧，头转向健侧受限。

（2）颜面部继发畸形：随着年龄增长，患儿逐渐出现脸部不对称，患侧的眼、眉、耳、嘴角都低下，前额狭窄；颈椎出现侧弯，颈部组织也发生相应的挛缩；由于两眼不在同一平面，手术矫正后患儿常出现复视。

四、治疗方法

（1）非手术治疗：适用于 1 岁以内的患儿。

（2）手术治疗：适用于非手术治疗失败或 1 岁以上患儿，主要为胸锁乳突肌切断及软组织松解。

五、护理

（一）术前护理

1. 评估患儿头颈偏斜程度和面部五官是否对称。

2. 复视患儿注意安全，防止坠床和跌倒。

（二）术后护理

1. 病情观察。

（1）持续进行心电监护及血氧饱和度监测，吸氧，密切观察生命体征。

（2）保持伤口敷料清洁、干燥，如伤口渗血较多、颈部气管压迫、呼吸困难、口唇发绀等，应及时通知医生处理。

（3）给予外支具固定，固定体位为轻度的矫枉过正位，即下颌轻度向术侧旋转，头顶轻度向健侧偏斜。

（4）皮肤护理：患儿注意防止枕后、耳廓、颌下发生压疮。

（5）复视患儿在专业人员指导下进行视力锻炼。

2. 饮食与营养：手术后麻醉清醒后即可饮水，无呕吐后可进食清淡、易消化食物，由流质饮食逐步过渡至普通饮食。

3. 体位与活动：长期使头颈部保持在矫枉过正位，易使患侧的胸锁乳突肌断端与周围软组织粘连，缺乏弹性。伤口拆线后，患儿应做头颈部功能锻炼。方法是指导患儿下颌向患侧，枕向健侧旋转，使胸锁乳突肌在运动中得到松解而富有弹性，锻炼要循序渐进。

六、健康宣教

1. 头颈胸外支具不能擅自取下，保持患儿皮肤清洁、干燥。

2. 外支具固定患儿应注意安全，过街时家长应牵、扶，避免发生意外。

3. 坚持功能锻炼，门诊随访复查。

第十四节 先天性肛门直肠畸形

一、概述

先天性肛门直肠畸形是消化道畸形最常见的一种，男性多于女性，常并发其他畸形。

二、病因

先天性肛门直肠畸形的发生是正常胚胎发育期发生障碍的结果。其发病原因尚不清楚。近年来许多学者认为先天性肛门直肠畸形是遗传因素和环境因素共同作用的结果，有家族史者占 $1‰\sim9‰$。

三、临床表现

1. 出生后 24 小时无胎便排出或仅有少量胎便从尿道口或阴道口挤出，合并瘘管或瘘管较大的患儿可见细条样大便排出。

2. 会阴、肛门缺如。

3. 患儿早期即有恶心、呕吐，呕吐物初含胆汁，后为粪便样物。2~3 天后患儿腹部膨隆，出现低位性肠梗阻症状。

四、治疗方法

1. 低位肛门闭锁、会阴瘘、直肠前庭瘘者,出生后即行肛门成形术。

2. 中、高位肛门闭锁者,出生后先行结肠造瘘,3～6 个月后再行肛门成形术和封瘘术。

五、护理

(一) 术前护理

1. 病情观察及护理。

(1) 观察患儿生命体征、精神状态和反应,并观察患儿有无发热、体温不升、面色苍白、哭声细小、尿量少等现象。

(2) 保持呼吸道通畅,防止误吸,必要时吸氧。

(3) 放入培养箱保暖,低体温患儿预防硬肿症,高热者予以物理降温。

(4) 观察会阴部及肛门局部情况,观察有无瘘口、患儿出生后有无排便,有瘘口患儿保持会阴部清洁、干燥。

(5) 观察腹部体征、腹胀程度、呕吐次数、呕吐方式,以及呕吐物性质、量及呕吐方式。

(6) 遵医嘱留置胃管,持续胃肠减压,观察引流液的颜色、量、性状。

(7) 观察患儿有无脱水及其程度,以及有无腹胀、呼吸深快等表现。

2. 饮食与营养:入院后应立即禁食禁饮。

3. 体位与活动:患儿于低斜坡侧卧位休息。

(二) 术后护理

1. 病情观察及护理。

（1）持续进行心电监护，监测患儿血氧饱和度、心率、呼吸变化，定时测量生命体征，观察患儿意识情况，皮肤、黏膜颜色及温度，以及四肢末梢循环等。

（2）保持呼吸道通畅，吸氧，及时清理呼吸道分泌物，保持室内或培养箱湿度在65%左右，痰液黏稠者应遵医嘱进行雾化吸入。

（3）保暖，高热患儿做好物理降温。

（4）观察患儿腹部体征，以及腹胀有无缓解、肛门排便等情况。

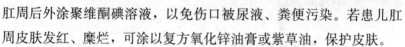

（5）肠造瘘患儿应做好造瘘口护理。

（6）肛门成形术患儿保持肛门部清洁、干燥，便后及时用生理盐水或消毒湿巾清洗肛周后外涂聚维酮碘溶液，以免伤口被尿液、粪便污染。若患儿肛周皮肤发红、糜烂，可涂以复方氧化锌油膏或紫草油，保护皮肤。

（7）对于行肛门成形术的患儿，术后视情况予以2.5%～3%温盐水坐浴，坐浴结束后必要时予以红外线仪照射肛周伤口。

2. 饮食与营养：肛门成形术后在医护人员指导下进行人工喂养。

3. 体位与活动。

（1）肛门成形术后患儿应取侧卧位或俯卧位休息，以充分暴露肛门。

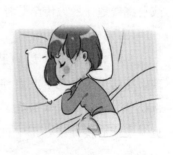

（2）肠造术后患儿多取瘘口侧侧卧位休息。

（3）加强患儿翻身活动，促进肠蠕动。

（4）管道拔出、病情平稳后可将患儿抱离培养箱活动。

六、健康宣教

1. 保持患儿肛周清洁、干燥。

2. 加强营养，合理饮食，注意个人卫生，防止腹泻。

3. 培养、训练患儿定时排便习惯。

4. 术后 14 天起，在专业医生或护士指导下开始扩肛。

5. 定期复查，如患儿出现腹胀、高热、大便恶臭等情况应及时复诊。

第十五节　小儿骨科疾病

一、小儿肱骨髁上骨折

（一）概述

肱骨髁上骨折为小儿常见肘部损伤，占小儿肘部骨折的 50%～60%，好发年龄为 5～12 岁，可并发血管损伤、缺血性挛缩，晚期患儿可出现肘内翻等畸形。

（二）病因

肱骨髁上骨折病因主要为间接暴力，本病多由患儿跌倒时手掌或肘部着地，暴力传至肱骨髁上所致。

（三）临床表现

患儿有外伤史，以患肢疼痛、肘部肿胀及活动受限为主要表现，有时可出现皮下淤血和皮肤水疱。肘部骨性三角关系存在。肘部处于半屈位，肘窝饱满。伸直型骨折时患儿可出现靴状畸形。常见并发症有桡神经，正中神经损伤，循环障碍，缺血性肌挛缩，肘内翻等。

（四）治疗方法

1. 非手术治疗。闭合复位：常用于青枝骨折和轻微移位骨折患儿，采用手法复位后外固定的方法进行治疗。

2. 手术治疗：适用于骨折移位严重、手法复位失败、开放性骨折、骨折合并血管损伤、骨不连或陈旧性骨折等患儿。

二、小儿股骨干骨折

（一）概述

股骨干骨折是指股骨转子下 2cm 至股骨髁上 2cm 的股骨干骨折，为小儿常见骨折。

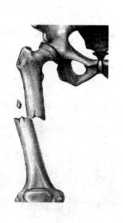

（二）病因

1. 直接暴力：交通事故是骨折发生的主要原因，骨折以粉碎型及横型多见，多数由强大的直接暴力所致。

2. 间接暴力：高坠伤是主要原因，以斜形或螺旋形骨折多见。

（三）临床表现

患儿有外伤史，伤后患肢疼痛、肿胀明显、畸形短缩、活动受限，或有异常活动，或闻及骨擦音，少数患儿可有休克症状。大腿的肌肉群发达，其中以内收肌群力量最大，因此骨折后多有错位及重叠，骨折端常有成角畸形；股骨下 1/3 骨折，骨折段受腓肠肌的牵拉而向后倾倒，远侧骨折端可压迫或刺激腘动脉、腘静脉和坐骨神经；血管的损伤可能造成患儿肢体远端的血液供应障碍，甚至可导致肢体坏死；坐骨神经的损伤表现为足下垂、足趾伸屈无力和足部感觉障碍等。

（四）治疗方法

1. 非手术治疗。悬吊皮牵引法：适用于 3 岁以下患儿，将患儿的两下肢皮肤牵引，患儿两腿同时垂直向上悬吊，以患儿臀部离开床面为宜。牵引 2～4 周，X 线片显示骨愈合后，去掉皮肤牵引，予以患肢石膏外固定。

2. 手术治疗：适用于非手术治疗失败、不稳定性骨折、开放性骨折、病理性骨折及伴多发损伤的患儿。

三、小儿骨折围手术期

（一）术前护理

1. 病情观察及护理。

（1）了解患肢受伤时的情况，评估患儿骨折类型。

（2）观察患儿意识和生命体征，评估患儿全身状况，股骨骨折患儿应警惕发生失血性休克的可能。

（3）密切观察患肢肢端的血液循环、皮肤颜色、温度及肢端感觉和活动度；评估患肢肿胀程度、畸形情况，以及患肢有无活动障碍。警惕缺血性肌挛缩或骨筋膜室综合征的发生。

（4）开放性外伤者，应密切观察伤口渗出情况，对创面予以无菌敷料包扎，遵医嘱使用药物止血、消炎、消肿，并积极做好手术准备。

2. 饮食与营养。加强患儿营养，给予高热量、高蛋白、高维生素、含钙丰富的易消化饮食，提高机体抵抗力，促进生长发育及骨的愈合。

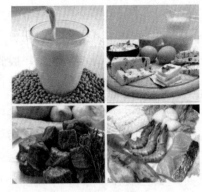

3. 体位与活动。

（1）患肢应抬高，高于心脏15～20cm，以促进静脉血液及淋巴回流。

（2）根据骨折部位，指导患儿进行受伤部位远端关节的伸屈活动，以促进患肢血液循环，消除肿胀，减轻疼痛，防止关节僵硬的发生。

(3) 移动患儿前,要妥善固定患肢;移动患儿时,要重点托付保护受伤部位,缓慢移动,妥善安置,以免引起或加重疼痛。

(二) 术后护理

1. 病情观察及护理。

(1) 病情观察。

①测量患儿脉搏、呼吸、血压。

②观察伤口渗出情况,及时更换敷料。

③观察患肢肢端血液循环、皮肤颜色、温度、感觉、活动度及肿胀情况。

(2) 护理。

①伤口肿胀一般在术后 48 小时达高峰期,以后将逐渐递减。术后 24 小时后可使用红外线理疗仪等照射患肢,以促进血肿、水肿的吸收、消退。

②应根据肿胀程度调节外固定的松紧度,防止血液循环障碍引起患肢缺血性肌挛缩或骨筋膜室综合征的发生。

③必要时遵医嘱使用药物消肿。

④手术伤口疼痛在术后 3 天内较明显,以后将递减;缺血性肌挛缩引起的疼痛为进行性剧烈疼痛;压疮引起的疼痛为点剧痛;创口感染引起的疼痛为进行性加重或搏动性疼痛,并伴有局部皮肤红肿、发热,伤口有脓性液渗出。合理镇痛。

⑤术后有引流管者,要妥善固定引流管,引流管低于伤口平面,要定时挤捏,以利于创腔内积液充分引流。引流管拔出时间视引流情况而定。

2. 饮食与营养。手术麻醉清醒后先饮水,无呕吐后可由流质饮食逐步过渡到普通饮食。下肢骨折卧床时间长者,注意添加高纤维食物，以防便秘。

3. 体位与活动。

（1）麻醉清醒后 6 小时内平卧，上肢骨折患儿于患侧胸壁垫一软枕，抬高患肢，使肢端高于患儿心脏 15～20cm，以促进静脉血液和淋巴液回流，减轻患肢肿胀。

（2）术后第 1 周，患儿可开始骨折远端关节的伸屈活动，如手指的屈伸及握拳动作，以及上肢肌肉的等长舒缩活动。

（3）术后第 2～4 周，在继续行骨折远端关节的伸屈活动、上肢肌肉的等长舒缩活动的基础上，逐渐开始骨折处两端关节的伸屈活动，但严禁进行旋转活动，以免影响骨折端的稳定性，导致骨不连接。

（4）术后 4 周后，根据 X 线片结果，拆除外固定，可逐渐开始受伤部位关节的伸屈、旋前、旋后动作，直至关节全范围运动。

（5）各期的锻炼应根据患儿骨折部位、组织损伤程度、手术方式及个人对疼痛耐受程度，在医护人员指导下进行。原则是患儿复位后即开始早期锻炼，锻炼要循序渐进，适时合理，忌粗暴锻炼。

（三）健康教育

（1）加强营养，给予高热量、高蛋白、高纤维素、含钙丰富的易消化饮食，提高机体抵抗力，促进生长发育及骨的愈合。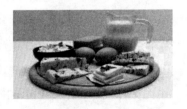

（2）维持患肢功能位，患肢应抬高。

（3）出院后应继续坚持功能锻炼，防止关节僵硬。

（4）注意患肢外固定的位置及松紧度，如有异常应及时就医。

（5）注意患肢血液运行情况，如有肢端发绀或发白，肢体疼痛等表现，均应及时就医。

（6）定期门诊复查，了解骨折愈合情况。

四、小儿牵引、石膏绷带固定的健康教育

（一）牵引健康教育

（1）严密观察患肢血液循环及肢体活动情况，维持牵引处于正常状态。

（2）冬季应注意患儿肢体保暖，可用棉被覆盖或包裹，防止受凉；夏季防中暑。

（3）患儿长期处于被迫体位，会烦躁不安，应注意安抚。

（4）保持牵引持续有效，牵引的重量应根据病情需要调节，不可随意增减。牵引重量过小，不利于骨折复位或畸形矫正；牵引重量过大，易导致过度牵引，造成患儿软组织拉伤，甚至骨折不愈合。如胶布过敏，局部刺痒，患儿不能忍受，可考虑用海绵带皮牵引。患儿及家长不能擅自撕下胶布，否则会影响治疗效果。

（5）密切观察患儿肢端皮肤颜色、温度、桡动脉或足背动脉搏动、毛细血管充盈度、指（趾）活动等情况，认真听取患儿的主诉，了解患儿有无疼痛、麻木等感觉。

（6）检查毛细血管充盈度的方法：用力按压患肢指（趾）甲，如果甲床出现苍白区，松开后又很快转红润，则为血液循环正常。

（二）石膏绷带固定健康教育

（1）体位的确定：四肢石膏，应抬高患肢，以利于静脉血液和淋巴液回流，预防并减轻肢体肿胀。上肢可用托板或悬吊带，下肢可用软枕垫起，使患处高于心脏15～20cm。

（2）大小便的护理：正确管理大小便，防止大小便污染石膏，刺激患儿皮肤。

（3）皮肤的护理。

①保持皮肤清洁、干燥，特别是患肢肢端的清洁，便于观察肢

端循环。

②定时协助患儿更换体位，保持床单清洁、干燥，保护患儿骨突处及受压部位，石膏边缘应整齐和光滑，内垫要超出石膏边沿。

③听取患儿的主诉，辨别伤口疼痛及点压痛的区别，仔细分辨汗味和臭味，皮肤瘙痒时禁止患儿及家长使用筷子等硬物搔抓，以防损伤皮肤，继发感染，必要时可向石膏内滴入乙醇止痒。

（4）观察肢端血液循环，皮肤颜色、温度、感觉及活动，根据病情适当抬高患肢，以利于血液和淋巴液回流；耐心听取患儿的主诉，慎用止痛药。

（5）注意石膏内出血：石膏固定后，若发现石膏表面、边缘或身体的低处有血液渗出，应在血迹边缘用笔画圈标记。

注意：伤后或复位后应注意是否有肱动脉急性损伤和前臂掌侧骨筋膜室综合征，是否出现5P征（剧烈疼痛、桡动脉搏动消失、皮肤苍白、感觉异常、肌肉麻痹）。

第十三章　儿科常见照护问题

第一节　喂药

一、喂药的常见误区

（一）夸大喂药事实

有些家长给孩子喂药时，往往是两三位家长齐上阵，摁住孩子，制造了很紧张的气氛，吓得孩子极力反抗，喂药往往难以完成。家长要将给孩子喂药当作平常事来做。

（二）捏鼻子灌药

为了让孩子吃药，有些家长会捏住孩子鼻子，让其张开嘴，以灌入药物。但往往事与愿违，药物即使灌进去了，也会因为孩子哭闹被吐出来。捏着鼻子强灌，还可能导致药物误入气管，引起严重后果。

（三）打骂、恐吓孩子吃药

把不吃药跟惩罚联系在一起，让孩子更加抗拒吃药。

（四）把药物混在奶里喂

将药物与奶混合在一起，可能会出现凝结现象，降低药物的疗效，还可能因为味道改变，影响孩子的食欲，而且，如果孩子一次吃不完，会导致药量不够，所以，药物最好单独吃。

（五）欺骗孩子

有些家长为了哄孩子吃药，告诉孩子药物是甜的，孩子识别出

177

味道后，下次就会拒绝吃。所以，要给孩子讲道理，告诉其真实的味道，这样孩子有了心理准备，更容易吃药。还有些家长告诉孩子这是"糖"，导致孩子偷吃药物，造成危险。

二、正确的喂药技巧

给孩子喂药是家长普遍感到头疼的事情，不过这又是每一位家长必须要学会的，以下介绍一些小儿喂药技巧，希望家长们能在护理人员的指导下，掌握小儿喂药的基本要点，顺利完成喂药任务。

1. 喂药的器具：吸管、滴管、量杯。

一般来说，家人喂药时多习惯用勺，不但容易把药液洒出来，而且药量也不准确。目前的药盒里多配有有刻度的滴管或量杯，很好地避免了上述问题。尤其是吸管，待吸满所需剂量的药液后，将管口放在婴儿口腔颊黏膜和牙床之间，按照其吞咽速度慢慢滴入。如果用勺子，可将测量的药液倒在勺中，将勺子送入孩子口中，压住舌头，待药液被咽下后再拿出小勺。

2. 喂药的姿势：半卧、侧身。

孩子吃药时多少都会有抗拒行为，所以，如果躺着吃药，容易呛着。如果一定要平躺，可以把头侧垫高并将头偏向一侧。若病情允许，建议将孩子抱在怀里或采取半卧位，保持孩子上半身处于稍高位，适当固定手脚，用小勺或药杯紧贴着嘴角喂。由于体位的关系，药液会慢慢从舌边流入，待孩子吞咽后再把小勺或者药杯从嘴边取走，如果孩子不愿意咽下，可用拇指和食指捏他的两颊，使其吞下。给年幼孩子喂药时不要急着大口喂，一次一小口，待孩子吞咽下去后再喂余下的。

3. 给药的时间：根据医生嘱咐或药物说明书。

给药时间一般分为饭前、饭时、饭后、睡前。大多数药物都是饭后服用，药物的服用时间建议遵医嘱或说明书，以便更好地发挥药物作用。如果是小婴儿，可在喂奶前或两次喂奶中间服药。

4. 药物的剂型：液体、粉末、片剂、胶囊。

目前婴幼儿的药物多是液体的，方便直接服用，而且多为水果口味，不会太苦。若很苦，可以加些白糖遮盖苦味。如果是粉剂和片剂，可用少量温开水把药溶化后喂服。喂完后，需要给孩子喂少量温开水，既可以冲淡口中的药味，也便于药味在胃中充分溶解，利于吸收。

第二节　窒息

窒息是1岁以内宝宝主要的意外致死原因之一，也是4岁以内宝宝发生意外伤害的主要因素，最常见的导致孩子窒息的是食物、硬币、气球和其他的玩具。对于此类问题，预防是最主要的。

一、病因

年幼孩子的气道发育不完善。4岁前孩子的咀嚼功能和吞咽功能不完善，不能充分咀嚼，所以他们会尝试把食物整个咽下去，易引起窒息。把一些物体放入口中是年幼的孩子探索环境的方式之一。

二、预防措施

尽量避免给予5岁以下孩子葡萄、爆米花、坚果、果冻、硬糖果等。

让孩子坐下吃东西，吃切成小块的食物，当嘴巴有食物的时候，不要讲话或大笑。尽量避免咀嚼口香糖。

捡起地板上任何有可能让孩子拿到嘴里的小物件，如笔套、硬币、纽扣电池、珠子、漏气的气球、玩具上掉落的小零件等，避免误食引起窒息。

避免把一些东西如绳子或围巾等缠绕在孩子的头颈，去除衣服上小的装饰品。

避免使用过于蓬松的枕头、被单、床单，以免幼儿在睡觉时不慎被捂住口鼻。

婴儿每次喂奶后立即抱起，轻拍后背，打嗝后再轻轻放下并侧卧。

将药品、杀虫剂、清洁剂这类含有毒性物质的产品放置在孩子拿不到的高处或可上锁的橱柜内，避免孩子随手取得而误食。

洗完澡后，应立即将澡盆或浴缸的水全部放掉。不要让孩子接近大型的、有水的容器，比如浴缸或水桶。

尽量将塑料袋放在高处或孩子拿不到的地方。

窗帘的绳子应该束好置于高处或孩子拿不到的地方。

三、窒息的表现

窒息是一种威胁生命的紧急状况，当一个孩子窒息时，其会突发喘气或喘息；不能讲话、哭或发出声音；脸色开始发青；掐住自己的喉咙或挥舞手臂；出现惊慌失措等表情。

四、窒息的紧急处理

如果受过专门的窒息急救训练，应立即使用海姆立克急救法进行急救。

如果不知道正确的手法，请立即呼救，因为不正确的手法可能会伤害孩子。

不要尝试到孩子口腔深处抠取异物或直接拍击后背，这可能导致物品进入更深的位置。

误吸异物后一定不要给孩子喝水，这样非但不能把异物冲下去，还可能引发二次呛咳。

如果孩子只是有呛咳但能呼吸和讲话，那说明气道没有完全梗阻，观察孩子的咳嗽情况，一般孩子在咳嗽停止后就可恢复正常。

如果孩子窒息且失去意识，无法呼吸，应马上拨打急救电话，如果接受过心肺复苏培训，可以先进行心肺复苏。

如果孩子经历过严重的窒息状态，尤其是有持续的咳嗽或喘息，或者有严重的呼吸困难和吞咽困难，需要马上去医院检查。

第三节 烫伤

孩子的皮肤比较薄且柔嫩，即使是成人感觉温度不太高的液体和蒸汽也容易烫伤他们。烫伤对于孩子而言，不仅意味着疼痛，还会损伤皮肤，给其身心健康带来极大的伤害。孩子在爬行和学步期喜欢尝试各种东西，好奇心强，却不懂保护自己，是最容易发生意外的时候。

一、预防措施

使用热水袋：水温不超过 60℃，热水袋外面用毛巾包裹，以手摸上去不烫为宜。注意拧紧盖子，检查无误后才能放于包被外。注意定时更换温水。

给孩子洗澡：先放冷水再兑热水，水温不高于 40℃。暖气和火炉的周围一定要设围栏，以防烫伤。

将厨房的门上锁，不要让孩子轻易进入厨房。

将可能造成烫伤的危险品移开或加上防护措施，如热水瓶不要放在桌子上，熨斗等电器用具放在孩子够不到的地方。

桌子上不要摆放桌布，以防孩子拉桌布，弄倒桌子上热的饭碗、暖瓶而烫伤自己。

在靠近孩子的地方用热的液体时需要格外小心，因为孩子可能会用手或脚去碰它们。

不要在抱着孩子时喝热的液体。

不要边吸烟边照看孩子。

二、紧急处理

（一）轻度烫伤

应立即把孩子带到水龙头下用冷水冲洗烫伤部位，使皮肤冷却，防止水泡形成。如果水泡已经形成，注意不要弄破，也不要往患处涂任何药膏或药水，只需在上面置一块清洁、无绒毛的纱布固定，再到医院外科或急诊室做进一步处理。

（二）严重烫伤

首先不要强行脱衣，应用剪刀剪开衣服，慢慢取下，注意不要碰到烫伤的皮肤，然后立即将烫伤处浸泡在冷水中，或者用浸透冷水的被单或毛巾敷在伤处，注意不要摩擦皮肤，随后尽快到医院急诊室或外科做进一步处理。

烫伤急救的"五字原则"：冲、脱、泡、盖、送。

第四节 喂养

喂养是家长普遍感到头疼的事情，不过这又是每一位家长必须要学会的事情，下面介绍一些小儿喂养的技巧，希望家长们能在护理人员的指导下，掌握小儿喂养的基本要点，顺利完成喂养任务。

一、0～6 月龄婴儿的喂养

1. 纯母乳喂养，母乳是 6 个月内婴儿最理想的天然食品。

2. 产后尽早开奶，初乳营养最好。

3. 尽早抱婴儿到户外活动并每天补充维生素 D。（应避免太阳

直射）

4. 给新生儿和 1～6 月龄婴儿及时补充适量维生素 K。

5. 不能用纯母乳喂养时，宜首选婴儿配方奶粉，不宜直接用普通液体奶、成人奶粉、蛋白粉等喂养。

二、7～12 月龄婴儿的喂养

1. 奶类优先，继续母乳喂养，建议每天首先保证 800mL 的奶量。母乳仍是婴儿的首选食品。

2. 及时合理添加辅食。原则：从少到多，从稀到稠，从细到粗，从一种到多种，孩子不适应时要立即停止添加。添加辅食的顺序：首先添加谷类食物（如婴儿营养米粉），其次添加蔬菜汁（蔬菜泥）、水果汁（水果泥）和动物性食物（如蛋羹，鱼、禽、畜肉泥、肉松等）。建议动物性食物的添加顺序为蛋黄泥、鱼泥（剔尽骨和刺）、全蛋（如蒸蛋羹）、肉末。

7～9 月龄：粥、烂面、饼干、蛋、鱼、肝泥、肉末。

10～12 月龄：稠粥、软饭、挂面、馒头、面包、豆制品、碎肉、油。

3. 尝试多种多样的食物，膳食少糖、无盐、不加调味品。

4. 逐渐让婴儿自己进食，培养良好的进食习惯。

5. 辅食添加注意事项：

（1）辅食的种类以米、面、鱼、肉、蛋、水果和蔬菜为主，各类食物适当搭配。

（2）喂辅食时应根据婴儿的具体情况做适当的调整，在孩子不愿接受时，不能勉强其食用。

（3）每添加一种新的辅食，需注意观察宝宝的大便情况，3～4 天无异样才可添加另一种。

（4）添加的辅食要新鲜、卫生。

（5）婴儿辅食味道宜清淡，应少放或不放盐，更不要放一些刺激性调味品。不要给婴儿吃油炸食品，以免影响消化。

（6）在婴儿患病期间，不宜添加新的辅食。

（7）避免在夏季断奶。

三、1～3 岁幼儿的喂养

1. 继续给予母乳喂养或其他乳制品，增加细、软、碎、烂的膳食，逐步过渡到食物多样化。

2. 选择营养丰富、易消化的食物，可选用蛋、鱼、虾、瘦畜禽肉以及菜汁或者水果、蔬菜末。不宜给幼儿直接食用坚硬的食物、易误吸入气管的硬壳果类（如花生）、腌腊食品和油炸类食品。

3. 宜采用蒸、煮、炖、煨等烹调方式，不宜采用油炸、烤、烙等方式，单独加工制作。

4. 在良好环境下规律进食，重视良好饮食习惯的培养。

5. 鼓励幼儿多做户外游戏或活动，每天安排 1～2 小时的户外游戏与活动，合理安排零食。

6. 每天足量饮水，幼儿每天需要饮水 500～1000mL（除外奶量，但包括汤），少喝含糖高的饮料。

7. 确定饮食卫生，严格餐具消毒。

四、学龄前儿童的膳食

1. 食物多样，谷物为主。

2. 多吃新鲜蔬菜和水果。

3. 摄入足量的鱼、禽、蛋、瘦肉。

4. 每天饮奶，常吃大豆及其制品。

5. 膳食清淡少盐，正确选择零食，少喝含糖高的饮料。

6. 食量与体力活动平衡，保证正常体重增长。

7. 不挑食、不偏食，培养良好饮食习惯。

8. 吃清洁卫生、未变质的食物。

五、儿童青少年的膳食

1. 三餐定时定量，保证吃好早餐，避免盲目节食。

2. 吃富含铁和维生素 C 的食物。

3. 每天进行充足的户外运动。

4. 不抽烟，不饮酒。

第五节　跌落（0～5 岁儿童）

跌落是儿童意外伤害的首要原因，其中 0～4 岁幼儿的跌落，有超过 80％是在家中发生的。幼儿从楼梯、床、窗、家具以及家中其他物体上跌落，与其好奇心及自身运动功能的发展相关。对于家中可能会发生婴幼儿跌落的地方，如阳台、窗、台阶、幼儿学步车、家具等，家长应做好预防措施。

一、一般预防

（一）小于 1 岁的孩子

1. 不要留孩子一个人在沙发上、床上、桌子上、柜台上或其他距离地面高的地方。

2. 当更换尿布或衣服时至少要用一只手抓住孩子。

3. 必须保持婴儿车的稳定，且需确认放置地点的安全性。

4. 保持婴儿床床挡的牢固性和稳定性，当孩子长大时可适当降低被褥的高度，部分移开杂物和玩具，防止孩子将其作为台阶，越过床挡。

5. 当使用较高的椅子、秋千、婴儿车或购物车时，请系好安全带。

（二）1～5 岁的孩子

1. 在楼梯的上下门处安装固定的门。

2. 在窗户处安装防护装置，在窗前保留一定的空间。

3. 保持通向阳台及防火梯的门被锁住。

4. 运动、游戏场地的表面必须是柔软的，运用防震的材料如木屑或碎的橡胶。

5. 运动、游戏场地的设备必须得到很好的维护，设备是与年龄相适应的。

6. 当孩子在玩秋千、滑梯和桥板时，需要在旁密切监护。

7. 当孩子在爬楼梯或乘电梯时，拉住孩子的手；教导孩子拉好扶手，防止跌倒。

8. 儿童自行车必须有好的防护并且是与孩子年龄相适应的。

9. 让孩子骑车时戴好安全帽。

10. 当孩子同大人一起骑在车上时，必须有后置式座椅并且戴头盔。

11. 有运动发育障碍的孩子需要更多的关注和监护来预防跌落。

二、住院期间的预防

医院对于孩子而言是一个陌生的环境，尤其是年幼的孩子，往往无法识别危险的因素，而好动的天性又往往让他们做出一些危险的动作。为了维护孩子的安全，在住院期间，要配合医护人员，一起维护儿童的安全，避免跌落。

（1）孩子需要有人持续监护安全。

（2）请不要让孩子站立在床上，以免跨过床挡后坠床。

（3）请保持床挡处于牢固拉起状态。

（4）请不要与孩子同睡儿童床。

（5）疲劳瞌睡时请不要抱孩子。

（6）如果需要更换以陪伴照顾孩子，请将注意事项做好交接。

（7）孩子放婴儿车要系安全带。

（8）请不要让孩子在病区和走廊内奔跑。

第六节　交叉感染

可采取以下措施预防交叉感染：

1. 洗手。洗手是最有效的预防疾病传播的方法。我们每天都用手来做各种各样的事情，因此我们的手会接触数以百万计的细菌，所以，我们每天都应该彻底地洗手以去除细菌，保护自己和他人。

2. 洗手时机。给孩子喂水喂食前、给孩子拿取食物前、配制配方奶前、给孩子洗脸前、换取尿布后、协助孩子大小便后、处理垃圾后、接触过脏的物品后、家属或亲戚朋友探访时，在进入病房接触孩子前后都要洗手。

3. 不要与其他孩子交换物品。不同床位患儿、患儿家属之间不要相互走动，不要交换患儿使用的物品（包括玩具、碗、勺等）。

4. 不要随便进入病区其他房间。

5. 咳嗽、打喷嚏时的卫生。有呼吸道感染时，咳嗽或打喷嚏时要用纸巾或手帕捂住口鼻，或用肘部挡住口鼻，不直接对着他人；在离开自己床单元时请主动戴上口罩。

6. 腹泻患者分泌物的处理。腹泻患者的分泌物会污染周围环境，一旦污染请立即告诉病区护士或护工，以进行清洁、消毒处理。

第七节　擦浴

以下主要介绍如何给生病的孩子擦浴。

一、擦浴前

1. 准备用物：温水（水温 40℃～42℃，以热而不烫为宜）、盆、大小毛巾、清洁衣裤、沐浴露、润肤露（必要时）。

2. 关闭门窗，四周保持遮挡，室温在 24℃以上为佳。

3. 注意手卫生。

二、擦浴中

1. 用湿毛巾帮孩子清洗面部及颈部，再用拧干的毛巾擦洗一遍（注意耳后及颈部皮肤褶皱部位）。

2. 脱下衣服：先脱近侧，后脱对侧；若一侧有外伤，先脱健侧，后脱患侧。

3. 在擦洗部位下面铺大毛巾，按顺序用热毛巾擦洗，擦洗腹面、双上肢、胸腹部；协助侧卧，擦拭背面、颈部、背臀部；协助平卧，穿衣脱裤，擦洗下肢、会阴。

注意擦洗腋窝及腹股沟等皮肤褶皱处。

4. 擦洗时动作敏捷，并随时为孩子盖好被子，严防着凉。擦洗时注意观察皮肤等有无异常，如有异常，报告护士。

5. 擦浴时注意各种导管，避免不必要的移动，如需帮助，向护士提出。

三、擦浴后

1. 擦洗后为孩子换上清洁衣裤。皮肤干燥者可涂抹润肤霜。如有外伤，应先穿患侧，后穿健侧。

2. 擦浴后洗手，可协助孩子做其他清洁处理（梳头，剪指甲、趾甲等）。

3. 帮助孩子躺卧，以舒适为宜。

4. 给孩子喂食一些温热的饮料。

第八节　更换衣服

以下主要介绍如何帮生病的孩子更换衣服。

1. 物品准备：一套清洁衣裤。

2. 环境准备：给孩子提供遮挡，注意保暖。

3. 协助孩子采取舒适的姿势：病情稳定后可采取半卧位或坐位，更换；手术、卧床或有导管时，则需要护士更换。

4. 为孩子脱除上衣，注意保暖。（脱衣方法：无肢体活动障碍时，先近侧，后远侧；一侧肢体活动障碍时，先健侧，后患侧）

开襟衣服：解开纽扣或带子；先脱近侧或健侧，或不打静脉针的一侧；再脱远侧或患侧，或打静脉针的一侧。

套头衣服：先脱近侧或健侧，或不打静脉针的一侧；最后脱头部。

5. 为孩子穿上干净衣服。穿衣方法：无肢体活动障碍时，先远侧，再近侧；一侧肢体活动障碍时，先患侧，后健侧。

开襟衣服：先穿远侧或患侧，或打静脉针的一侧；协助孩子翻身，将衣服置于孩子背部；后穿近侧或健侧，或不打静脉针的一侧；扣好纽扣或系上带子；拉平衣服。

套头衣服：两手同时穿上；套上头部衣领；衣服往下拉。

6. 脱下裤子：解开纽扣或带子、拉链；抬高臀部，将裤子脱下。

7. 穿上裤子：协助孩子穿上远侧或患侧裤管；协助孩子穿上近侧或健侧裤管；将双裤管一起拉至孩子臀部；抬高臀部，拉上裤子并穿好。

8. 给孩子予舒适体位。

第九节　静脉留置

在孩子住院期间，如果有静脉补液治疗，医务人员会对孩子进行静脉留置针的置入处理，以配合用药和减轻反复穿刺造成的痛苦。为了使静脉留置针维持较好的功能，家长要积极配合。

一、静脉留置针的特点
静脉留置针的套管比较柔软，在妥善固定的情况下可轻微活动。

二、留置时间
小婴儿的静脉留置一般可保留 3～4 天，但留置时间因孩子年龄大小、血管、用药及维护等情况不同而异。

三、静脉留置针的保护
1. 静脉留置针如留置于头部，出汗多时应轻轻擦干，睡觉时防止滑脱及被孩子拉掉；如留置于足部，则应尽量避免该侧站立和走动。

2. 有静脉留置侧的手或脚不要用力过猛或扭转，以免留置针滑脱，影响第 2 天的输液。

3. 注意保持穿刺部位的清洁和干燥，洗澡时不可浸于水中。

4. 补液结束后手脚部位的留置针可用小毛巾包裹，防止留置针被碰撞和拉出。

5. 输液过程中不要自行调节滴速，以免太快造成心脏负荷，或太慢造成血液凝固，堵住管子。

6. 输液过程中，如下床活动，输液袋至注射部位距离应与床上输液时距离相当，以免影响滴速。请不要倒转输液袋，以免点滴不畅或进入空气。

7. 输注血液、化学药物治疗用药物等时，尽量避免活动，以防针头滑出引起静脉外渗。

若发现以下情况，应告知护理人员：

（1）注射部位有红、肿、热、痛。

（2）针头固定部位渗血或漏水。

（3）点滴不滴，或流速变快或变慢。

（4）点滴药液即将滴完。

（5）针头滑脱。

（6）出现呼吸困难、心跳加快等不适症状。

附　录

入院宣教

尊敬的家长，您好！

感谢您对我们工作的信任，为了给您和宝宝提供一个温馨、安全、舒适的就医环境，请仔细阅读资料并配合我们做好以下工作：

环境介绍

护士站、医生办公室、洗手间、开水房、电梯、安全通道及晾衣间的位置将由责任护士向您告知，如有问题请及时咨询责任护士。

安全提示

1. 宝宝需要 24 小时监护和看守，建议父母监护，防丢/走失。请勿让宝宝爬窗台及站在床上跳玩，并收捡好利器类物品，以免发生跌倒、坠床、自伤等意外。危险物品、所有药品一定要放在宝宝不能触及的地方。

2. 为保证宝宝的安全，请固定 1～2 名家长作为陪护。如需轮换，请交接清楚宝宝的病情、口服药、雾化等注意事项。

3. 宝宝手上的腕带是保证宝宝安全的重要身份标识，请不要摘下随意放置，如有丢失、损坏，请及时告知责任护士更换。

4. 为了防止宝宝坠床，请您随时拉好床挡。

5. 为了防止宝宝跌倒，请保持地面干燥，同时对于行动不便的宝宝，必须家属专人随时陪护。

6. 为了防止宝宝烫伤，请将开水瓶放于床头柜指定的位置，使用完后请立即放回原位置并严加看管；水杯用后马上加盖，水杯及热饭菜置于宝宝不易触及的位置。

7. 请妥善保管好自己的钱物，病房是一个公共场所，尽量勿将贵重物品带入病房，以免失窃。

8. 手机充电完成后，充电器要及时拔出。病区内禁止使用其他自带电器。

9. 为了您和宝宝的健康与安全，病区内禁止吸烟，不能见明火，不能点蚊香，可以使用医院提供的电热蚊香。尽量不买外面的氢气（氦气）球玩具，以免各种原因引起的爆炸对宝宝造成伤害。

10. 床头呼叫器和标识卡不能随意使用及拔取，以免给宝宝的治疗护理造成安全隐患。

医患配合

1. 医生每天早上 8：30 左右开始查房，护士 9：00 左右开始输液、治疗，请积极配合，如有问题请及时与主管医生和责任护士沟通。病情不稳定者、重病初期者住院期间的饮食与活动请遵循医护人员的指导。

2. 为了保证宝宝的全程治疗，住院后家长不可私自带宝宝外出或回家。

3. 输液期间请勿将宝宝带出病区，外出检查时请告知责任护士取下液体，以防发生药物不良反应时延误救治。

4. 为了保证治疗效果，需要家长配合做好各种治疗。

5. 严禁私自调换床位，以免发生交叉感染及治疗护理上的错误，不利于宝宝的健康安全。

6. 为了避免交叉感染，每个病床留相对固定的 1～2 名陪护，探视亲属不宜过多，探视时间为上午 11：00～12：00，下午 16：00～20：00。

7. 请保持病室整洁，鞋子、盆子放在床尾架上，杯子加盖放于床头柜上，其余物品入柜，垃圾及时入卫生间垃圾桶内。

8. 为了使各项检查及治疗顺利进行，陪伴床请于 20：00 以后取出，次晨 7：00 以前将陪伴床规范收起成陪伴椅，并放置于指定位置（床尾）。

9. 爱护医院公共设施，请勿让宝宝随意按呼叫器按钮。

温馨告知

1. 如您有购买社会保险，请于入院后持相关证件资料（社保卡、户口本或身份证）到入出院服务中心处办理相关手续。如果还有其他保险，请先到入出院服务中心打印入院证，并妥善保管。

2. 绵阳市中心医院在开展"优质护理活动"，您可随时向我们提供宝贵的意见或建议，以帮助宝宝恢复健康。

3. 为保证宝宝治疗的顺利进行，请随时保证住院账上费用充足，护士站旁设有费用查询机，您可以随时查询，如有疑问，可咨询您的责任护士。

4. 责任护士将对您进行相关疾病的健康教育，如有疑问请及时咨询或沟通。

5. 出院当天到负一楼入出院服务中心处领取宝宝的出院证，办理时需带上代办人本人的身份证、家庭户口本及住院期间缴费发票。

6. 如宝宝的陪护有更换，请您与新的陪护做好交接，并告知上述内容。

感谢您的配合与支持，预祝您的宝宝早日康复！